天気痛

つらい痛み・不安の原因と治療方法

佐藤純

光文社新書

Weather pain
by Jun SATO
Kobunsha Co., Ltd., Tokyo 2017:05

はじめに

今から二十数年前のことです。

チャンバーという小さな部屋の中でワイワイ話している、おばあちゃん2人と医学生1人、テレビスタッフの声を聞きながら、私は不安に駆られていました。

「実験はうまくいったのだろうか？」と。

「チャンバー」とは、「低圧・低温環境シミュレーター」と呼ばれる、12畳ほどの広さの密閉式のタンクです。中の環境を、気圧は0・2気圧（高度1万メートルに相当）、気温はマイナス40℃、湿度はほぼ100％まで、上下させることができます。

ここに、「雨が降ると膝が痛くなる」と言うおばあちゃん2人に入ってもらい、人工的に雨降りの環境を作って、本当に雨が降ると膝が痛くなるかどうかを、たしかめる実験をしたのです。医学生は、おばあちゃんたちと対比するための健康な若者です。

なぜ、このような実験をしたのかというと、あるテレビ番組のディレクターから「梅雨時になると膝が痛むとか、古傷が痛むとかいう話をよく聞くが、それが本当なのかどうかたしかめたい」という依頼があったからです。

それはまた、膝や腰、あるいは頭や首などに慢性の痛みがある患者さんから、私がよく聞いていた言葉でもありました。

慢性痛のある患者さんは、しばしば天気の話をするのです。もともと、環境が人に及ぼす影響を研究する「環境医学」に興味があり、「天気と痛みには、関係があるのではないか」と考えていた私は、この機会にそれをたしかめることにしました。

実験成功。しかし、その原因は……

そこでまず、私は梅雨時、すなわち雨が降り続くときと同様に、チャンバー内の湿度を80％まで上げ、それから気圧を下げていきました。雨が降ると膝が痛むなら、チャンバー内の湿度と気圧を雨降りと同じ状態にすれば、膝の痛みが出るかもしれないと考えたのです。

けれども、外で機械の操作をしている私には、中の様子がはっきりわかりません。声もくぐもって、なにを言っているのか聞き取れません。

やきもきしながら待っていた私の前に、チャンバーから出てきたテレビスタッフが発した第一声は……。

「すごいですよ、先生！」でした。

「皮膚温は下がってくるし、膝はむくむし」と、おっしゃるのです。

熱分布を表すサーモグラフィーという装置で脚を映して見ていると、医学生の脚はオレンジ色のままなのに、おばあちゃん2人の脚はどんどん温度が下がり、オレンジ色から緑へ、さらに青へと変わっていく。

タコ糸をグルッと回して結んだ膝の状態も、医学生は変化がないのに、おばあちゃん2人はタコ糸がきつく食い込むほどむくんでくる。そして、「痛い」「痛い」と口々に言う。

「これほどとは思いませんでした」と、ディレクターは大満足。私はホッとすると同時に、とても驚きました。私自身、これほど顕著に変化が現れるとは、思っていなかったからです。もちろん、この実験はテレビ番組向けであるために映像重視で、精度が粗いのは否めません。が、それにしても驚きの結果でした。

しかし、ホッとした次の瞬間、私は自分自身に大きな不満を感じました。ディレクターに「なぜ、このようなことが起こるのですか？　原因はなんですか」と尋ねられて、答えられなかったからです。

「温度と湿度のセンサーが皮膚にあることはわかっています。気圧を感じるセンサーも身体のどこかにあるはずです。しかし、それがどこにあるか、どのような仕組みで気圧を感じるのか、なぜ気圧によって痛みが強くなるのか、まったくわかっていません。誰も研究していないから、わからないのです」

そう答えながら私は、「その原因を探りたい！」と強く思い、「誰もやっていないなら、自分がこの仕組みを解明しよう」と決意しました。「天気と痛みの関係がわかれば、痛みを制御できるのではないか。そうなれば、救われる患者さんが大勢いるはずだ」と考えたのです。

誰にも理解されない苦しみ「天気痛」

以来二十数年間、私は天気と痛みの関係を科学的に証明し、そのメカニズムを解き明かそうと、研究を続けてきました。そして、「雨が降ると古傷が痛む」のは気のせいなどではなく、事実であることを突き止めたのです。メカニズム解明の過程ではさまざまな実験を行いましたが、それらについては後ほど詳しく述べます。

この、天気によって生じたり悪化したりする慢性の痛みを、私は「天気痛」と名づけ、２０１５年に出演したテレビ番組「ためしてガッテン」で初めて言及しました。

正直なところ、「信じてもらえるだろうか？」と不安だったのですが、その反響は驚くほど大きなものでした。

番組が終了するやいなや、続々とメッセージが届き出したのです。そして、その多くに、

「なぜこれほど体調が悪くなるのか自分でもわからなかったけれど、原因がわかった」

「痛みが天気と連動していると誰にもわかってもらえなかったが、やっと理解してもらえる」

「周りから怠けていると思われてつらかったけれど、私のつらさを理解してくれる人がいた」

「家族が番組を見て、自分の痛みについて納得してくれた」

といった長年の苦しみと、その原因がわかった喜びが綴《つづ》られていました。

二十数年に及ぶ研究が、報われた思いがしました。

と同時に、これほど多くの人が天気痛に苦しんでいるという事実は、大きな衝撃で

もありました。

「怠けているんだろう」「気のせいだろう」

さまざまな感覚のなかでも、〝痛み〟は極めて個人的な感覚であり、他者と共有することができません。きれいな景色や音楽なら、みんなで見たり聴いたりして楽しむことができますし、イヤな臭いは誰が嗅いでもイヤな臭いです。ところが痛みは、「ものすごく痛い」と転げ回っていても、他人は感じることができません。

そのため、自分が感じている痛みを周囲にわかってもらえず、「怠けているんだろう」「気のせいだろう」などと言われて、困っている人が大勢います。

だからこそ、もっと多くの人に天気痛を知ってもらいたい。

天気痛のある人のつらさを、理解してもらいたい。

患者さん本人には、対処法があることを、ぜひとも知らせたい。それが私の使命ではないか。

本書は、そんな思いから執筆しました。


本書では、まず「天気痛」とはなにか、その実態と発生のメカニズムについて、実例をひきながら詳しく解説しています。さらに、天気痛にどう対処すればいいか、どのような治療法があるかを、実例とともに具体的に、詳しくご紹介しています。

また、痛み以外にも天気の影響を受けて発症したり病状が変化したりする「気象病」と呼ばれる症状や病気があること、環境によって私たちの身体や生活がどのように変化するかなどについても述べました。


本書が、これまでほとんど知られていなかった天気痛や気象病への、理解を深めるためのガイドとなりますように。そして、患者さんやその周囲の方々が安心して日常生活を送るための一助となりますように。

そう願いつつ、本編を始めることにいたしましょう。

天気痛

目次

第1章

全国1000万人が苦しむ「天気痛」

1　周囲の人にわかってもらえない「天気痛」の実態とは

雨が降ると関節が痛い。

梅雨時になると古傷が痛む。

前線や台風が近づくと頭痛がする。

あなたの周りにも、そんな人がいるのではないでしょうか？　あるいは、あなた自身がそんな症状を抱えて、つらい思いをしているかもしれません。

これらはすべて天気の影響を受けて生じたり悪化したりする慢性の痛み――「天気痛」ですが、周囲の人にはなかなかわかってもらえません。「気のせいじゃないの？」とか、「怠けているだけじゃないの？」などと言われて傷つき、じっと我慢している人が多いのです。

そこで、天気痛とはいったいどのようなものなのか、まずは私の患者さんのケースをご紹介して、実態を見てみることにしましょう。

なお、本書に登場するケースはすべて、実際の症例に基づいていますが、本人を特定できないように属性を変えるなどしています。

鎮痛剤を何種類も重ねて飲み、頭痛を隠し続けていたAさんのケース

Aさんは、50代の男性です。今から三十数年前、高校生のときに、自転車に乗っていて乗用車にはねられ、転倒して首を傷めました。その事故以来、時々首が痛むようになり、23～24歳頃からは激しい頭痛も出るようになりました。こめかみから前頭部にかけてのガンガンする強い痛みで、ひどいときは吐いてしまうこともあります。頭痛が始まるとなにもできないどころか、あまりの痛みに耐えきれず、救急外来に駆け込んだことも一度や二度ではありません。

そのため、「これほど痛いのは、脳になにか大きな病気があるからではないだろうか」という不安に駆られて、神経内科や脳神経外科などさまざまな病院を受診し、CT（コンピュータ断層撮影）やMRI（核磁気共鳴画像）などの検査を何度も受けました。しかし、どこにも異常は見つからず、どの病院でも「様子を見てください」と言われるだけでした。

一方、かかりつけ医からAさんには、片頭痛の薬が処方されています。Aさんの頭痛には、「光や音、臭い、お酒、ストレスなどをきっかけに頭痛が起こる」という、片頭痛に見られる特徴があるためです。薬を飲むと痛みが軽くなることもありますが、多くの場合はあまり

効かないため、Ａさんは市販の頭痛薬を追加して飲みます。それでもまだ効かないことがあり、その際には病院でもらった痛み止めをさらに追加して使います。

しかも、１年ほど前からは運動でも頭痛が出るようになってしまい、スポーツジムにも通えなくなりました。頭痛の頻度も増えて、今では週に２、３回はひどい頭痛に襲われます。

そのたびに大量の痛み止めを使い、「こんなにたくさん薬を使っては、まずいのではないか。副作用が出たり、薬がまったく効かなくなったりしたらどうしよう」と心配になり、ますます気分が落ち込んでしまいます。

それでも薬を飲み続け、無理にでも痛みを抑えるのは、仕事のためです。

Ａさんは小さな会社を経営していて、自分がやらなければならない仕事がたくさんあります。それに、社長であるＡさんの健康に問題があるとわかれば、従業員や取引先に不安が広がりますし、銀行の耳に入れば、必要な融資が受けられず経営に行き詰まることもあり得るからです。

そんなＡさんが私の外来にやってきたのは、かかりつけ医に行ったとき、看護師にふと「雨が降る前になると、頭痛が出るような気がする」と言ったのがきっかけでした。私のことを知っていた看護師に「それは天気痛というものかもしれない」と言われ、半信半疑で来たのです。

私はＡさんに、本当に天気の影響があるかどうかを見るために、「痛み日記」をつけてもらうことにしました。どのようにつけるかは第４章で詳しく述べますが、「痛み日記」をつけてもらい天気と体調の関係を調べた結果、Ａさんは雨が降る前や台風が来る前に、めまいとひどい痛みが出ることが多いとわかりました。

たしかに天気の影響を受けているのです。

めまいの症状があることから、Ａさんにはまず、天気が崩れる前に抗めまい薬を飲んでもらうことにしました。めまいの症状がある人は、内耳のリンパ液が過剰になってむくんでいることが多いため、むくみを取る作用のある抗めまい薬を処方したのです。

抗めまい薬によってめまいが出なくなると、その後に続く痛みも出なくなる人が多いのですが、Ａさんは非常に強い痛みがあるため、当面は痛み止めを併用してもらうことにしました。さらに、首周りのストレッチを、自宅で毎日してもらうようにしました。Ａさんの頭痛は単なる片頭痛ではなく、交通事故で傷めた首から来る緊張型頭痛などが、複雑に絡み合っていると考えられるからです。

その状態でしばらく様子を見ましたが、なかなかスッキリしません。抗めまい薬の効きがよくないのです。そこで、Ａさんには漢方薬の五苓散《ごれいさん》を、抗めまい薬と併せて飲んでもらうことにしました。五苓散にはむくみを取る作用があり、吐き気や嘔吐《おうと》、めまい、頭痛などの症状にも適応しています。

これが、Ａさんには合っていました。天気痛が出ることが減り、半年後には頭痛薬を重ねて使わなくてもよくなりました。ただ、まだ完全に頭痛をコントロールできるところまではきていません。Ａさんに話を聞くと、どうやら自宅でのストレッチが、なかなかできないようなのです。

頭痛があるときは、当然ながらストレッチはできません。頭痛が治まって体調がいいときに、患者さんは初めて「ストレッチをしてみよう」とか、「身体を動かそう」という気になります。ところがＡさんは、多忙なこともあり、体調がよくなると仕事をしてしまうのです。「調子が悪かった間に溜《た》まった仕事を片づけなければ」と焦る気持ちはわかりますが、医師としてはやはり、ストレッチをなんとか続けてほしいところです。

というのも、大人の天気痛は、片頭痛なら片頭痛という一つの病気だけが原因であることは稀《まれ》です。いくつもの原因が複雑に絡み合っていることが多く、薬だけで根本的に治ることは少ないのです。一方、ストレッチを毎日まじめに続けることで、天気の変化によって悪化する「天気痛」だけでなく、痛みの元になっている病気まで完治できた患者さんもいます。

つまり、根気よく続けることが、とても大事なのです。

推定1000万人以上の人に天気痛の症状がある!?

ところで、Aさんのように「天気痛」の症状がある人は、いったいどれくらいいるのでしょうか。

あなたは、どう思われますか?

「そんなに大勢はいないだろう」と、思われるかもしれませんね。ところが、日本全体では天気痛のある人が、1000万人以上にも上る可能性があるのです。

それがわかったのは、尾張旭市に住む20歳以上の住民6000人を対象に、2015年に愛知医科大学・学際的痛みセンターが行った、大規模アンケート調査によってでした。調査によれば、回答のあった2687人中、身体のどこかに3カ月以上続く慢性の痛みがある人は、約39%。その慢性痛のある人たちに、「天気が悪いとき、崩れるときに慢性痛が悪化するかどうか」を尋ねると、なんと約25%の人が「悪化する」と答えたのです(**図表1-1**)。

つまり、全体の約4割の人に慢性痛があり、慢性痛の人の4分の1に天気痛があるという

図表１-１　どのような時、慢性痛が悪化するか

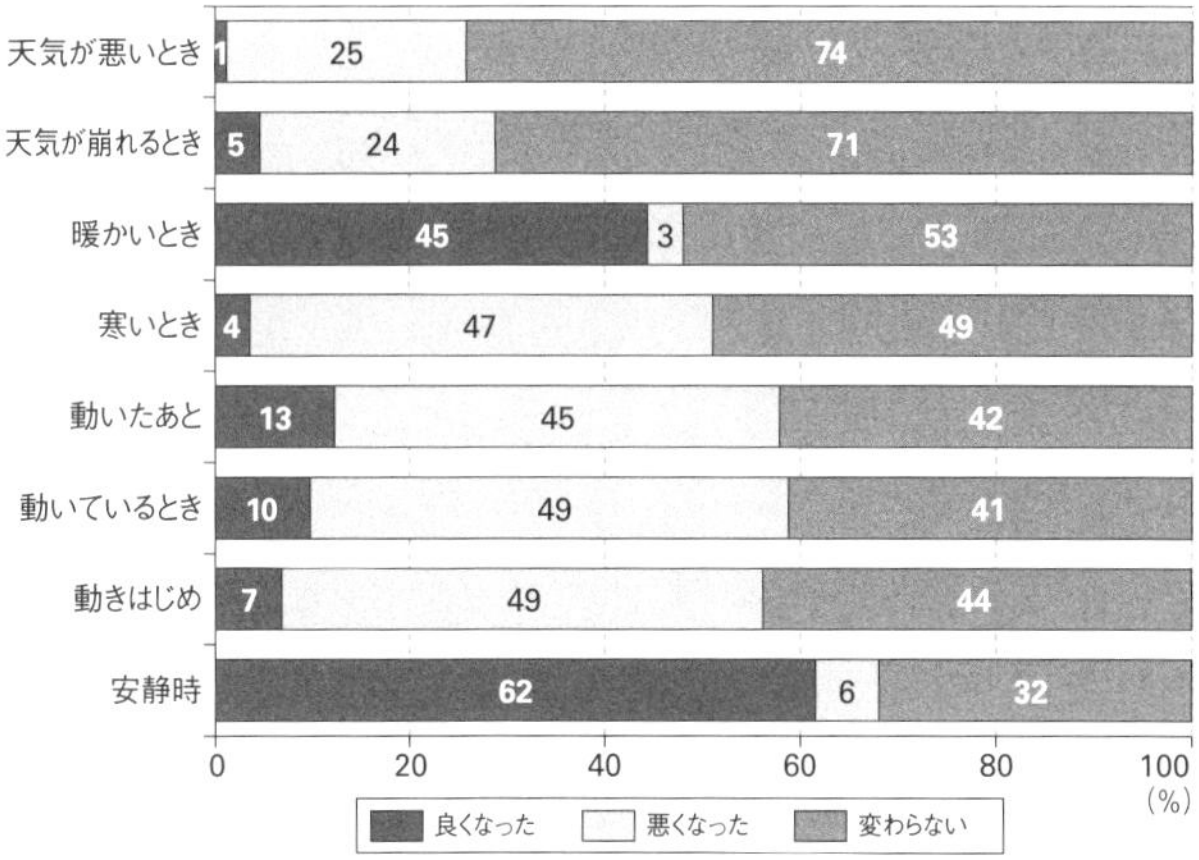

出所：Inoue et al., PLoS One, 2015を改変

ことで、天気痛がある人は全体の約１割。これを日本の20歳以上の人口約１億５０００万人に当てはめると、その数はなんと１０００万人以上です。もちろん、この数字が本当に当てはまると確言するには、さらなる解析が必要です。しかし、この調査には片頭痛の人やティーンエイジャーは含まれていません。片頭痛は天気の影響を受けやすいことが最近の研究報告からもわかっていますから、これらを含めれば天気痛の人はもっと多い可能性もあるわけです。

この結果に、私はとても驚きました。天気痛の人は相当数いるだろうと思ってはいたのですが、これほど多いとは思っていなかったからです。天気痛はけっして特殊なことでは

なく、ごく当たり前にある症状だったのです。

サボりと思われ、いじめにもあったBさんのケース

もう1人、症例を見てみましょう。ティーンエイジャーのケースです。

Bさんは高校1年生の女性です。私のところへは、お母さんと2人でやってきました。「頭痛がひどくて学校に行けないことが多く、梅雨の時期には週に1、2日登校するのが精一杯だった」との訴え。なんとなく「曇りや雨の日の方が、体調が悪いのではないか」と感じていたお母さんが、日記をつけてみたところ、やはりそうだったため「天気痛かもしれない」と思って来院されたのです。

Bさんの頭痛が始まったのは、小学5年生のときでした。

時々おでこが痛むようになりましたが、その頃はまだそれほどひどい痛みではありませんでした。ところが中学に入ると、たびたび頭痛が起こるようになり、痛みも強くなって、ときには吐いてしまうこともありました。そのため授業中に保健室に行ったり、学校を休んだりすることが頻繁になり、Bさんはいじめを受けてしまいます。「どうせまた休むんでしょ。来なくていいよ」などと心ないことを言われ、仲間はずれにされてしまったのです。

そんなストレスも加わって、頭痛はますます悪化していきました。けれどもＢさんのつらさを、初めのうちはお母さんも理解できませんでした。「頭が痛い」と言って学校に行こうとしないＢさんを、無理に車に乗せて学校に送り届けたこともあったそうです。というのも、Ｂさんは突然「頭が痛い」と言って寝込んだりするものの、２時間もするとケロッとして、さっきの頭痛はどこ吹く風といった状態なのです。

そのため、本当に学校に行けないほどの痛みなのかどうか、お母さんにも判断がつきません。頭痛が大したことでないならば、「なんとかして学校に行かせたい」と思うのが親心です。

大人の片頭痛、子どもの片頭痛の違い

２人の話をよく聞くと、Ｂさんの頭痛には光や音、臭いなどをきっかけに突然起こるという、片頭痛の特徴があることがわかりました。ズキンズキンと脈打つような強い痛みや、しばしば吐き気や嘔吐を伴うのも、片頭痛の特徴です。ただし、大人と子どもでは症状がやや異なります。大人の片頭痛は痛みが数時間から数日間続きますが、子どもの場合は２時間程度で治まることが多く、治まった後はケロッとしているのです。さらに、子どもは前頭部

（おでこ）が痛い場合が多い、おなかが痛いことがあるなどの特徴もあります。

子どもの片頭痛は比較的短時間で治まり、その後はケロッとしていることから、「仮病ではないか」とか「サボっているだけではないか」と思われがちですが、本人は非常に強い痛みに襲われてなにもできない状態なのです。ただ、短時間で治まるため、その間保健室にいられれば、再び授業に出ることができます。しかし、今は「保健室での休養は1時間以内」というルールを採用している学校が多く、治るまで寝ていることができにくい状況です。1時間以内に回復しなければ、親に迎えにきてもらうしかないため、後の授業に出ることができなくなってしまうのです。

レポートを提出することで、Bさんはなんとか中学を卒業することができました。が、出席日数が少ないため内申書の評価が低いこと、たとえ進学しても頭痛のせいで休みがちになると予想されることなどから、全日制高校への進学は断念。定時制高校に進学しました。しかし、定時制高校も休みがちであることは、先に述べた通りです。

どの天気のタイミングで痛みが出るか

Bさんもほかの多くの患者さんと同様に、「なにか重大な病気ではないか」との心配から、小児科や神経内科などいくつもの病院を受診して検査を受けましたが、異常は見つかりませんでした。つまり頭痛の原因は、画像検査で発見できる脳腫瘍のようなものではない可能性が高いということ。おそらくは、片頭痛が天気の影響を受けて頻繁に、しかも強く出るようになってしまっていると考えられました。

そこで私は、Ｂさんにも「痛み日記」をつけてもらい、どのタイミングで頭痛が出るかを見ることにしました。一口に「天気痛」といっても、天気が崩れ始めてから痛みが出る人もいれば、３日前に出る人も、天気が回復するときに出る人もいるからです。

その結果、Ｂさんは天気が崩れる直前にふらつきやめまいを感じ、その後に痛みが出ることがわかりました。そこでＢさんにも、Ａさんと同様に天気が崩れる前に、抗めまい薬を飲んでもらうことにしました。天気が崩れるタイミングは、スマートフォン上のアプリケーション「頭痛《ずつ》ーる」を使って計ります（「頭痛ーる」についても、第４章で詳しく述べます）。

Ｂさんは今どきの若者らしく、スマホ上のアプリで自分の体調をコントロールできることが、とても気に入ったようでした。こまめに「頭痛ーる」を見てタイミングを計り、抗めまい薬をきちんと飲むことで、頭痛に悩まされることがほとんどなくなりました。

大人と違って若年者の頭痛は、あまり複雑な要素が絡み合っていません。

大人の場合は片頭痛に緊張型頭痛、さらに精神的なストレスからくる痛みなど、さまざまな要素が長年にわたって影響し合い、痛みが非常に複雑なものになっています。ところが若年者の痛みは、片頭痛なら片頭痛の痛みそのものであり、「医師の指示にしたがって薬を飲んだら、症状が軽くなった」という事実によって、精神状態もパッとよくなります。するとプラスの連鎖が生まれ、「これくらいの痛みなんて、大したことない」「私は大丈夫」と思えるようになり、治療効果がさらに上がるのです。

Bさんもまさにそのパターンで、その後は毎日元気に通学しています。

天気痛スパイラルで、うつ→離職のケースも

AさんとBさんのケースからもわかる通り、天気痛の人が「なぜ具合が悪いのか」「どれほど痛いのか」を周囲にわかってもらうのは、とても難しいことです。家族や友人にさえわかってもらうのは難しく、なかには職場や学校の理解が得られず、辞職や退学をせざるを得なくなる人もいます。典型的には以下のような経過をたどります。

天気痛のある人の多くは、自分の痛みが天気の影響を受けて発症したり、増悪（ますます悪くなること）したりしていることに、気づいていません。そのため、思い当たる原因がな

いのに、突然ひどい頭痛がしたり、吐いてしまったり、首や腰の痛みが堪《た》え難いほど強くなったりすると感じています。特に頭痛は、痛む場所が頭だけに、非常に心配になります。そして、「頭の中に、なにか重い病気があるのではないだろうか」と考えてしまうのです。そして、多くの人が神経内科や脳神経外科を受診します。

しかし、ＣＴやＭＲＩを撮っても異常は見つかりません。医師には「異常ないから、安心していいですよ」とか「なにも写っていませんね。様子を見てください」などと言われますが、気持ちは晴れません。なにも異常がないと言われても、自分では異常を感じているわけですから、納得できないのです。

そこで今度は「頭ではなく、首に異常があるのかもしれない」と思い、整形外科を受診します。すると、「ストレートネックになっていますね。これが原因かもしれませんよ」などと言われます。ストレートネックとは、首が本来持つ自然なカーブが失われた状態で、パソコンやスマートフォンの操作など、前傾姿勢を長時間続けることの多い現代人に出やすい病態です。

そのため、ストレートネックという診断に当てはまる人が多く、診断自体は間違っていないのですが、痛みは必ずしもそれが原因であるとは限りません。しかし、それ以上の所見がなければ、医師はストレートネックを原因だと考えて、痛み止めや筋弛緩剤などの薬を出したり、理学療法を受けるように指導したりします。ところが、薬を飲んでも理学療法を受けても、はかばかしい効果がありません。

しつこい痛みに悩まされ続け、病院に行っても治らない患者さんは、楽になりたい一心から、鍼灸《しんきゅう》、マッサージなどに通ったりもします。しかし、施術を受けたときは身体が軽くなっても、雨が降ったりするとまた痛みが出てしまいます。

そんなことを繰り返すうちに、「いったい自分はどうなってしまったんだろう」「体調が悪くて思うように仕事ができず、情けない」「周りの人に迷惑をかけているに違いない」「怠けていると思われているかもしれないのに、また休むなんてとても言えない」と気分が落ち込み、まじめな人であればあるほど、自分を責めるようになっていきます。自責の念に苛《さいな》まれるのです。

私生活でも、約束を守れないことが増えていきます。休みの日に待ち合わせをしても、天気が崩れるとひどい頭痛がして起きられず、土壇場でキャンセルせざるを得なくなってしまうのです。初めのうちは体調を心配してくれた友人も、ドタキャンが重なれば怒ってしまうでしょう。それで、約束は必ず3人以上でして、自分が行けなくてもイベントが履行されるように配慮したりするのですが、だんだん約束そのものが怖くなっていきます。いつ具合が悪くなるかわからないと思うと、約束がとてつもない重荷に感じられるのです。

また、外出先で具合が悪くなる経験をすると、外出自体が怖くもなります。「電車に乗っていて痛みに襲われたらどうしよう」「満員電車の中で吐いてしまったらどうしよう」「旅先で寝込んでしまったらどうしよう」と、通勤や遠出が苦痛になり、家から外に出ただけで心臓がドキドキしてしまうのです。

こうなると、誰でも気分が沈みます。だんだんうつ状態になっていくわけで、周囲の人にも「うつかもしれないよ」と言われ、会社の上司や産業医、あるいはスクールカウンセラーにも同じようなことを言われます。

そしてメンタルクリニックに行くと、やはりうつの診断で薬を出されることになります。でも、最初の原因は天気の変化ですから、いつまで経っても症状が改善されず、職場や学校に復帰できないまま、やむなく離職や退学に至ってしまうのです――。

このように、自分でもなにがなんだかわからないうちに、身体と心が反応し合って負の連鎖、負のスパイラルに入り込んでしまうところが、天気痛の怖さです。天気痛は、けっして

気のせいでも、怠けているからでもありません。対処法を誤れば、身体と心が反応し合って
どんどん症状が悪化していきます。
そんな状態に陥らないために、あるいは陥ってしまった負の連鎖から抜け出すためには、
どうすればいいのでしょうか？
まずは、天気痛のメカニズムを正しく知ること。そして、自分の症状を客観的に把握し、
適切な対処法を知ること。その上で、必要以上に怖がることなく、前向きに治療に取り組む
ことが大事です。

2　「天気痛」とは、「慢性痛」に「天気」が絡んだ複雑な痛み「理解してもらえない」＋「どうすることもできない」

天気痛とは、天気の影響を受けて生じたり、悪化したりする慢性の痛みをさします。言い換えれば、「他人には理解してもらえない慢性の痛み」に、「天気という自分ではどうすることもできない要素」が絡んだ、複雑な痛みが天気痛です。

ただし、慢性痛に悩まされている人がみんな天気痛になるかといえば、そうではありません。同じような慢性痛、たとえば片頭痛、あるいは関節リウマチによる関節痛などがあっても、天気の変化によって痛みが大きく変わる人とそうでない人がいるのです。

この違いは、いったいなぜ生じるのでしょうか？

違いの根本には、天気を感じるセンサーの敏感さの違いがあると、私は考えています。天気を感じるセンサーについては第3章で詳しく述べますが、天気痛のある人はそのセンサーがほかの人よりも敏感なのです。

また、天気痛には男女差があって、私の患者さんの8～9割は女性です。もともと女性の方が自然への感受性が強く、天気の影響を受けやすい傾向があるのかもしれません。とはいえ、天気の影響を受けずに生きられる人はいませんし、外界を感じるセンサーは男女を問わず備わっていることを思えば、これほど極端な男女差には、社会的な制約などが影響している可能性もあります。「男は人前で弱音を吐いてはいけない」「具合が悪いと言うと重要な仕事を任せてもらえない」といった思いが男性を縛り、痛みの表出にブレーキをかけているのではないでしょうか。

天気痛チェックリスト

自分が天気痛かどうか、あるいは天気痛になる可能性があるかどうかは、慢性痛があることに加えて、以下のようなリスク要因の有無で、ある程度判断できます。あなたは、以下の項目で思い当たることがありますか?

- □ **なんとなく、雨が降りそうだとわかる。**
- □ **季節の変わり目は具合が悪い。**
- □ **寒さが苦手。冷え性だ。**

□ **乗り物酔いしやすい。飛行機や新幹線が苦手。高いところが苦手。**
□ **耳鳴りしやすい。耳抜きが苦手。**
□ **過去に首を傷めたことがある。事故やスポーツでケガをしたことがある。**
□ **ストレスが多い。**

当てはまる項目が多いほど、リスクが高いと考えていいでしょう。ただ、当てはまる項目があるからといって、天気痛になるとは限らない点にも注意してください。

人は自分が「重病かもしれない」と思うと、それだけで本当に具合が悪くなったり、やせたりしてしまうことがあります。天気痛も同様で、自分は「天気痛だ」と思うと、それまでは雨が降ってもなんともなかったのに、急に具合が悪くなったりすることがあります。心が天気痛を作ってしまうのです。それを防ぐには、正しい知識を得て、自分の状態をできるだけ客観的に、冷静に判断することが大事です。

そして、天気痛の可能性が高いと判断したときは、早めに信頼できる医師に相談してください。天気痛は、放っておけば身体と心が反応し合って負の連鎖を起こし、悪化していきます。痛みがどんどん複雑なものになってしまうのです。そうなる前に、できるだけ早いうちに治療に取りかかれば、それだけ早く天気痛から脱することができます。

「天気痛」の元になる病気や症状とは

「天気痛」は病名ではなく、「天気の影響を受けて生じたり、悪化したりする慢性の痛みがある」という病気の状態、すなわち「病態」です。したがって天気痛には、元になるなんらかの病気や症状があります。元になる病気や症状があり、その慢性の痛みの上に、天気の影響を受けてさらに痛みが重なることが、天気痛を複雑なものにしている原因の一つです。

では、天気痛の元になる病気や症状には、どのようなものがあるのでしょうか？

天気の影響を受けやすい慢性痛として論文での報告例が多いのは、片頭痛、頸椎症《けいついしょう》、肩凝り、変形性関節症、腰痛症、関節リウマチ、線維筋痛症などで、これは患者さんを診ての私の実感とも合っています。

天気の変化が慢性痛を悪化させるメカニズムは、ごく大雑把にいえば、

天気の変化を身体が感じる→変化がストレスとなり交感神経に作用する→痛みが生じる

というもので、基本的にはどの病気や症状でも同様です。ただし病気や症状によって、天気のなにに影響を受けるかなど異なる点もありますから、ここでは主なものについて、痛みの生じる仕組みなどを簡単に説明しておきましょう。

① 片頭痛

片頭痛は、天気痛の患者さんのなかではとても多い、代表的といってもいい病気です。脈打つようなズキン、ズキンという〝拍動性〟の、強い痛みが特徴です。片頭痛といっても、頭の片側だけでなく、両側に起こることもあります。

片頭痛が起こる仕組みには、まだわからないことが多いのですが、片頭痛は脳の血管が急激に「拡張」することによって起こるとされています。ほかの病気（たとえば脳腫瘍など）を原因としない頭痛のうち、最も多いとされる緊張型頭痛は、逆に血管が「収縮」することによって起こりますから、仕組みそのものが異なるわけです。

私は、片頭痛が天気の影響を受けやすいのはなぜかを知りたいと思い、ドイツの研究グループと共同研究を進めてきました。その結果、低気圧になると、脳の表面を覆っている３層の膜（軟膜、くも膜、硬膜）のいちばん外側にある「硬膜」に分布している三叉《さんさ》神経が興奮し、セロトニンやサブスタンスPといった炎症物質を放出することがわかりました。

つまり、気圧の変化を感じると、なんらかの仕組みで脳の血管が拡張します。これが第1段階。続いて、血管の拡張に刺激されて、硬膜上にある三叉神経が興奮し、痛み物質が放出されます。これが第2段階。そして、放出された痛み物質に反応して、さらに血管が拡張します。これが第3段階です。大まかにいえばこのような仕組みによって、血管拡張の悪循環が起こり、脈打つような強い痛みが生じると考えられるのです。

痛みを引き起こすきっかけ（誘因）は、天気の要素のなかでは気圧の変化と気温の変化が多いようです。さらに、まぶしい光や大きな音、強い臭いといった感覚への過度の刺激、赤ワイン、チーズやチョコレートなど特定の食べ物、空腹、睡眠不足、月経、運動、ストレスなども誘因になります。患者さんのなかには、頭痛が起こる前に閃輝暗点《せんきあんてん》というキラキラしたガラス片のような点、あるいはギザギザした幾何学模様のようなものが視野のなかに見える人もいます（全員に見えるわけではありません）。

私が患者さんからよく聞くのは、「まぶしい光はサングラスをかけて防ぎ、チーズやチョコレートは食べないようにし、空腹や睡眠不足にも気をつけるなど、自力でできることはすべてやっている。でも、天気だけはどうしようもない」ということです。

片頭痛が起こると、痛みのあまり寝込んだり吐いたりしてしまうから、そうならないようにさまざまな工夫をしている。けれども、天気だけは……。そうあきらめて、鎮痛剤を多用している人が多いのです。しかし、多少時間はかかっても、天気の影響を減らすことは可能です。たとえば、天気の変化を感じるセンサーの敏感さを軽減すれば、天気に左右される症状も軽減します。天気の影響を減らす方法については、第4章で詳しく述べます。

②緊張型頭痛、頸椎症、肩凝り

①にも登場した緊張型頭痛は、ほかの病気が原因でない頭痛（一次性頭痛といいます）のなかで、最も多いのですが、原因はまだはっきりわかっていません。というのも、緊張型頭痛のメカニズムに関する研究がまだ少ないからです。ただ、肥満、運動不足、喫煙が危険因子だという報告があります。

起こる仕組みについては、血管の収縮や筋肉の緊張が関係することがわかってきました。

まず、慢性の緊張型頭痛のある人は、運動をしても僧帽筋の血流量があまり増えないという研究報告があります。僧帽筋とは、後頭部から両肩を通って背中の中心に至る大きな筋肉で、カトリック修道士の着用する帽子（フード）に形が似ていることから名づけられました。

僧帽筋

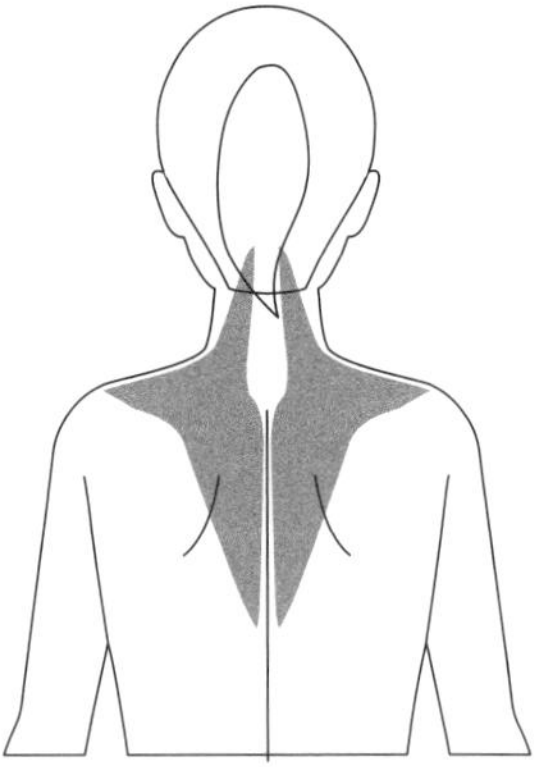

普通ならば、運動をすればエネルギーを作るために筋肉には酸素がたくさん必要になり、酸素をたくさん取り込むために筋肉の血流量が増えますから、これはおかしな状態です。いったいなぜ、運動をしても血流量が増えないのでしょうか？

その理由は、血管・内臓・分泌腺などを支配する交感神経がうまく働かず、拡張すべき血管が収縮したままになっているからだろうとされています。運動するときには、交感神経が働いて筋肉の血管を拡張させ、血流量を増やします。逆に、胃腸などの血管は収縮させて、血流量を減らします。そうすることで全身の血流量を調節し、私たちは効率よく動けるようになるのですが、その仕組みがうまく働かないのです。

さらに、慢性の緊張型頭痛のある人のなかには、中枢神経系（脳と脊髄）が担っている筋肉の緊張を抑制する仕組みが、きちんと働かない人がいることもわかってきました。つまり、中枢神経系が過興奮になっていて、筋肉が緊張し続けてしまうのです。

頸椎症は、頸椎（頭を支えるための骨）が変形して、脊柱を構成する椎骨と椎骨の間の関節が炎症を起こしたり、首の神経に障害が起こったりした状態です。関節が炎症を起こすと、ブラジキニンやプロスタグランジンといった痛み物質が放出されて痛みの神経を刺激し、脳に痛みが伝わります。と同時に、神経の障害によって、身体のさまざまなところに不具合が生じます。

炎症や神経の障害によって首に痛みが出ると、かばおうとして首周りの筋肉に無理がかかります。その結果、筋肉が緊張して硬くなり、筋肉の影響を受けて血管も収縮します。

肩凝りは、パソコン操作や検品作業など長時間のうつむき姿勢、車の運転、合わない枕、冷え、精神的ストレスなどが原因で起こります。日本人は〝肩が凝る〟と認識しますが、肩凝りは実は肩だけでなく、後頭部から背中にかけての僧帽筋などの筋肉が緊張して、血流が悪くなった状態です。

つまり、緊張型頭痛と頸椎症、肩凝りは、いずれも首周りの筋の緊張や血流不足という同じ症状があり、それには交感神経が関わっています。そのため、緊張型頭痛と頸椎症、肩凝りは、症状が分かち難く混在していることが多いのです。また、これらの症状が天気の影響を受けて悪化するのは、一つには気圧や気温の変化によって交感神経が刺激され、血管を収縮させるためだと考えられます。ただでさえ血管が収縮しているところへ、さらなる収縮が重なり、血流が極度に悪くなってしまうのです。

そしてもう一つ、気圧や気温の変化によって交感神経が刺激されると、交感神経が直接痛みの神経に作用して、このルートから痛みが脳に伝達されることがあります。本来ならば、血管・内臓・分泌腺などを支配する交感神経が、痛みの神経に直接作用することはありません。ただ、慢性痛があると、交感神経と痛みの神経の間に連絡が生じてしまうことがあるのです。

③ 変形性関節症、腰痛症

変形性関節症とは、加齢や外傷によって関節が変形し、炎症を起こしたり神経の障害が出たりした状態で、身体のどの関節にも起こる可能性があります。先に述べた頸椎症は、首の椎骨と椎骨の間の関節に変形性関節症が起こった状態ですし、腰に痛みが出る腰痛症にも、変形性関節症が多く見られます。

変形性関節症で痛みが出る仕組みは、基本的には頸椎症と同様です。関節が炎症を起こしたり神経に障害が出たりして、痛み物質が神経を刺激して脳に痛みが伝わると同時に、周辺の筋肉が緊張して血行が悪くなります。

天気の変化によって痛みがひどくなる仕組みも同様で、一つは気圧や気温の変化によって血管などを支配する交感神経が刺激され、血管を収縮させるため。もう一つは、交感神経が痛みの神経に直接作用するためです。

ただ、痛みの出方は人それぞれで、天気が下り坂になると痛む人もいれば、天気が回復し始めると痛む人もいます。また、首と腰と膝といったように、複数の関節に痛みがある場合、天気の変化によってすべての関節が痛くなる人もいれば、首だけが痛くなるとか、首と腰は痛くなるが膝は大丈夫といった人もいます。あるいは、「普通の雨降りのときはシクシクとするけれど、台風のときはズーンッとくる」といった表現をする患者さんもいます。いったいなぜそのような違いがあるのかは、まだわかりません。

④　関節リウマチ

リウマチは、完全に原因がわかっているわけではありませんが、免疫系に異常があることはよく知られています。そのため、本来ならば異物を攻撃すべき免疫が、自分自身を攻撃してしまう自己免疫疾患の一つとされています。

原因は、遺伝子のなんらかの異常か、感染した微生物（ウイルスや細菌）の影響か、あるいはこの両方の組み合わせではないかと考えられています。

免疫系が異常に活動する結果として、関節の毛細血管が増加し、血管内から出てくる炎症物質によって、関節内に炎症反応がひき起こされます。すると関節の内面を覆っている滑膜細胞の増殖が起こり、慢性的な痛みや腫れを起こすのです。

また、昔から関節リウマチの患者さんたちは、天気がわかることで有名です。関節リウマチは、片頭痛と並んで天気痛のある代表的な病気の一つなのです。実際に「もうじき雨が降り出す」とか、「2日後には雨が降る」などと、私の患者さんたちもよく言い、しかもその〝天気予報〟が的中します。

では、関節リウマチの患者さんがなにに影響されるかというと、気温には影響されず、気圧と湿度に影響されることが、京都大学が2014年に発表した研究によって示されました。この研究は、京都大学がリウマチ患者さんの2万件を超す臨床データと、気象庁が発表した気象データとを突き合わせ、相関関係を解析したものです。

それによれば、

「気圧が低いほど、関節リウマチの腫れや痛みが悪化する」

「湿度が高いほど、関節リウマチの腫れや痛みが悪化する」

「気温は関節リウマチの腫れや痛みと相関しない」
「気圧では、３日前の気圧が関節リウマチの腫れや痛みと最もよく相関する」

ことがわかりました。そして、「リウマチ症状を悪化させる要素としては、天気のなかでも気圧が重要であることが明らかになったが、その原因についてはわからない」と、京都大学は結論しています。

原因はまだわからないとしても、これほど多数の臨床データを用いて、天気と痛みに相関関係があることを示した研究は世界で初めてであり、大きな意義があります。しかもこの研究では、これまであまり注目されてこなかった気圧が、重要な要素であることも示していまず。天気のなかでも特に気圧に注目して研究してきた私にとっては、その点でも大きな意義のある研究なのです。

⑤　線維筋痛症

線維筋痛症は、全身に広がる慢性的な強い痛みが主な症状で、倦怠感《けんたいかん》や睡眠障害、抑うつ、頭痛、自律神経失調、過敏性腸炎、微熱、ドライアイなどを伴うことがあります。安静にしていても痛みがあり、重症になると髪に触られた程度の軽い刺激でも激痛が走ったり、自分の身体の重みで痛みが増して眠ることができないといった状態になることもあります。

原因は不明ですが、中枢神経（脳と脊髄）のなんらかの異常によって痛みの回路が変わり、痛みが増幅されてしまい、普通ならなんでもないことが強い痛みになるという説があります。近年、世界的に研究が進んでいますので、メカニズムの解明が期待されます。

また、線維筋痛症は天気の影響を受けやすい病気としても知られていて、線維筋痛症の患者さんのなかには、温度や湿度の変化によって痛みがひどくなる人たちがいます。ただ、天気と患者さんの相関関係を調べた研究によれば、罹患してからの期間によって違いがあるようで、「罹患期間が10年以下の患者さんを集めた場合に、天気との相関があった」との報告があります。

線維筋痛症は、徐々に解明されつつあるとはいえまだ原因不明であるため、根本的治療は難しい状態です。しかし、天気痛の人は天気を感じるセンサーが敏感なわけですから、この敏感さを治すことができれば、少なくとも天気の変化によって悪化する部分は取り除けるはずです。

第3章で詳しく述べますが、私たちは天気を感じるセンサーが内耳（耳の最奥部）にあると考えています。したがって、内耳のむくみを取るなどして敏感さを改善すれば、天気痛の部分は軽減できるはずなのです。

本当のつらさは、痛みの度合いだけではわからない

天気痛を複雑なものにしているもう一つの要因は、「慢性痛」そのもののわかりにくさにあります。

たとえば、包丁で指を切ったとか、転んで足にケガをしたといった「急性痛」の場合には、そのときはすごく痛くても、適切な処置をすれば、痛みは徐々に引いていきます。と同時に、手が使いにくいとか、歩きにくいといった具合の悪さや、それによる生活の不自由さも、痛みに比例して軽減していきます。

ところが慢性痛は、それほど単純ではありません。痛みの度合いに、具合の悪さや不自由さが必ずしも比例しないのです。

具体例で説明しましょう。

私たちは、患者さんの痛みを把握するために、患者さん自身に痛みの程度を記入してもらいます。痛みを計る尺度にはいくつか種類がありますが、私が使っているのは「最大・最小・平均・今」と４つの場合に分けて、０～10までの11段階で痛みの強さを記入してもらう

ものです（疼痛尺度・75ページ）。これを数値的評価スケールといいますが、あくまでも患者さん自身が感じている〝主観的な〟痛みの程度です。

Cさん（20代・女性・会社員）は、この痛みの評価尺度に「最大4・最小2・平均3・今2」と記しました。最大の痛みでも4で、痛みが弱いときは2ですから、ずっと7とか8の痛みがあってウンウンうなっているような状態ではないわけです。けれども、これを見て「なんだ、大したことないじゃないか」と考えるのは大間違いなのです。

慢性痛の場合は、痛みの程度そのものだけでなく、「痛みによって心身がどれくらいダメージを受けているか」「生活の質がどれくらい損なわれているか」といったことが非常に重要なのです。

痛みのことをどれくらい考えているか、どれくらい執着しているか

それらを見るために、さらに以下のようなことを聞いていきます。まず、「痛みによって生活の質がどう変わっているか」です。「疼痛《とうつう》生活障害評価尺度」（76ページ）という評価法では、

「掃除機をかけたり、庭仕事など、家の雑用をするのに、困難や苦痛を感じるかどうか」

「買い物に行くのに困難や苦痛を感じるかどうか」

といった20の質問に、０〜３点の４段階で答えてもらいます。０点がまったく困難や苦痛を感じない状態、３点が困難や苦痛がひどくてできない状態です。Ｃさんは60点中11点でしたから、ひどく生活の質が損なわれてはいないものの、困難や苦痛を感じることもある状態です。

次に、「痛みによって気持ちがどう変わっているか」を見ます。

私が利用しているのはＨＡＤＳ（Hospital Anxiety and Depression Scale）（77ページ）という評価法で、これは不安感を見る質問が７項目、抑うつ状態を見る質問が７項目で、やはり０〜３点の４段階で答えてもらいます。Ｃさんは不安と抑うつがそれぞれ21点中17点と13点でした。健常な人は０点で、８〜10点は精神的な苦しみがあるかもしれない状態、11点以上は明らかに精神的な苦しみがある状態を示します。Ｃさんの場合は両方とも11点以上ですから、かなり精神的に苦しい状態であることがわかります。

さらに、「痛みのことをどれくらい考えているか」「痛みにどれくらい執着しているか」を、痛み破局化スケール（78ページ）を使って見ます。

「痛みが消えるかどうかをずっと気にしている」

「もうなにもできないと感じる」

といった13項目の質問に、0～4点の5段階で答えてもらうと、Cさんは52点中36点でした。30点を超えると、一日中ずっと痛みのことを考えているような状態ですから、Cさんはかなり痛みにとらわれていることがわかります。

それとは逆の、痛みに対する自己効力感（79ページ）も見ます。これは、「痛みがあっても頑張ってやっていけるかどうか」を見るもので、「痛みがあっても物事を楽しめる」「痛みがあっても家事のほとんどをこなせる」といった10項目に、0～6点の7段階で答えてもらいます。これだけは点数が多いほど自己効力感が高い、すなわちよい状態なのですが、Cさんは60点中17点とかなり低い点数です。気持ちが萎《な》えてしまって、頑張れない状態なのです。

Cさんは華やかな、一見するととても元気そうな女性です。「今」の痛みが2ですから、診察中に痛みでぐったりしているわけでもなく、こちらの質問にもハキハキ答えてくれます。しかも、痛みの最大値は4です。

これだけ見れば、さして重篤ではなく、心配には及ばないように思えます。

ところが実際には、まだ20代なのに日常生活に困難や苦痛を感じることがあり、非常に不安で、重い抑うつ状態に陥っていて、一日中ずっと痛みにとらわれてしまい、自分はもうなにもできないとまで思っています。「痛みの度合い」と「具合の悪さ」「不自由さ」とが、一致していません。これが慢性痛の複雑さ、難しさです。

したがって慢性痛の診療に当たっては、痛みそのものだけでなく、痛みによってその人の生活がどう変わっているかが重要な問題であり、医師はここをしっかり受け止めないといけません。

また、治療を受ける際には、患者さん自身もなにが問題なのかをはっきり把握する必要があります。

慢性痛によって自分の生活がどう変わったのか。

そこへ天気の影響が加わることで、さらにどうなったのか。

この点をはっきりさせ、自分の生活をどうしたいか具体的にイメージすることによって、目標が定まり、そこに向かって進んで行くことができるのです。

3 「天気痛」を引き起こすのは、どのような天気か

そもそも「天気」ってなに？

これまで「天気痛とは、いったいどのようなものか」を大づかみに見てきましたが、ここで「天気」とはいったいなにをさすのかを、はっきりさせておきましょう。

「天気ってなに？」

と聞かれたら、あなたはどう答えますか？

おそらく、晴れや雨といった〝空模様〟を思い浮かべる人が多いのではないでしょうか。

もちろん、空模様も天気の重要な要素ですが、私たちが感じ取っている天気には、もっとたくさんの気象要素が含まれています。

これまでにも、「気温」や「気圧」「湿度」といった要素が出てきました。

そのほかにも、天気には「風向」「風速」「雲量」「降水量」などさまざまな要素があり、それらすべてを含むのが「天気」なのです。天気とは「ある地点のある時刻における、大気の総合状態」をさすのです。

大気の総合状態を私たちは全身で感じ取り、「やけに蒸し暑いなあ。台風が近づいているせいだろうか」とか、「急に北風が吹いてきた。雪になるかもしれない」などと思います。天気痛のある人たちは、天気のセンサーが敏感ですから、もっと細かく天気がわかります。「腰がムズムズする、イヤな感じになってきた。明日は1時間に2ミリ以上の雨が降るな」「めまいがして、生あくびが出る。気圧が5ヘクトパスカルくらい下がっているな」などと、思うわけです。冗談ではなく、私の患者さんのなかには、何ミリの雨が降るか、気圧が何ヘクトパスカル下がっているか、何日後に台風が来るか、何分後にゲリラ豪雨に襲われるか、正確に当てる人たちがいます。

話が逸《そ》れましたが、さまざまな要素があるなかで、痛みに大きな影響を及ぼすのは、やはり「気温」「気圧」「湿度」の3つです。これらはいわば〝天気痛の三大気象要素〟であり、この三大気象要素の変化を感じることで、痛みが出る患者さんが多いのです。

見逃されていた「気圧」が、痛みに大きく影響していた

天気痛の三大気象要素のうち、気温が人に与える影響に関しては、昔から数多くの医学・生理学的研究がなされてきました。これらは「暑熱・寒冷医学」という一つの分野を形成し

ていて、私たちの日常でも、天気予報で「体感温度」という言葉が使われたり、夏になると「熱中症情報」が出たりと、その成果が広く利用されています。

気温では、人が気温をどのようにして感じるか、そのメカニズムについても研究が進んでいますし、痛みとの関係も研究されてきました。たとえば、慢性痛のある人のなかには「温度不耐性」という病態になる人がいます（第3章）。温度不耐性とは、少しの温度変化でも慢性痛がひどくなる状態をさし、多くの場合、低温になったときに痛みがひどくなります。なぜそのようなことが起こるのか、細胞レベルでの仕組みの研究が進められています。

また、気温と痛みに関する疫学調査も多々あります。「疫学調査」とは、病気や事故、健康状態などについて、地域や職場などのあるまとまった集団を対象に、その原因や発生条件を統計学的に明らかにするものです。22ページで紹介した尾張旭市に住む住民を対象にしたアンケート調査もその一つで、この調査では「天気と痛みの関係」だけでなく、「気温と痛みの関係」も尋ねています。その結果は、寒いときに痛みが悪くなった人は47％。それとは逆に暖かいときには、痛みがよくなった人が45％でした。

湿度が人に与える影響についても昔から研究されていて、梅雨時によく登場する「不快指数」は気温と湿度から算出しますし、同じ気温でも湿度が高いとより熱中症になりやすい、

図表１-２　月毎のリウマチの痛み指数の平均値と平均水蒸気圧（湿度）の相関図

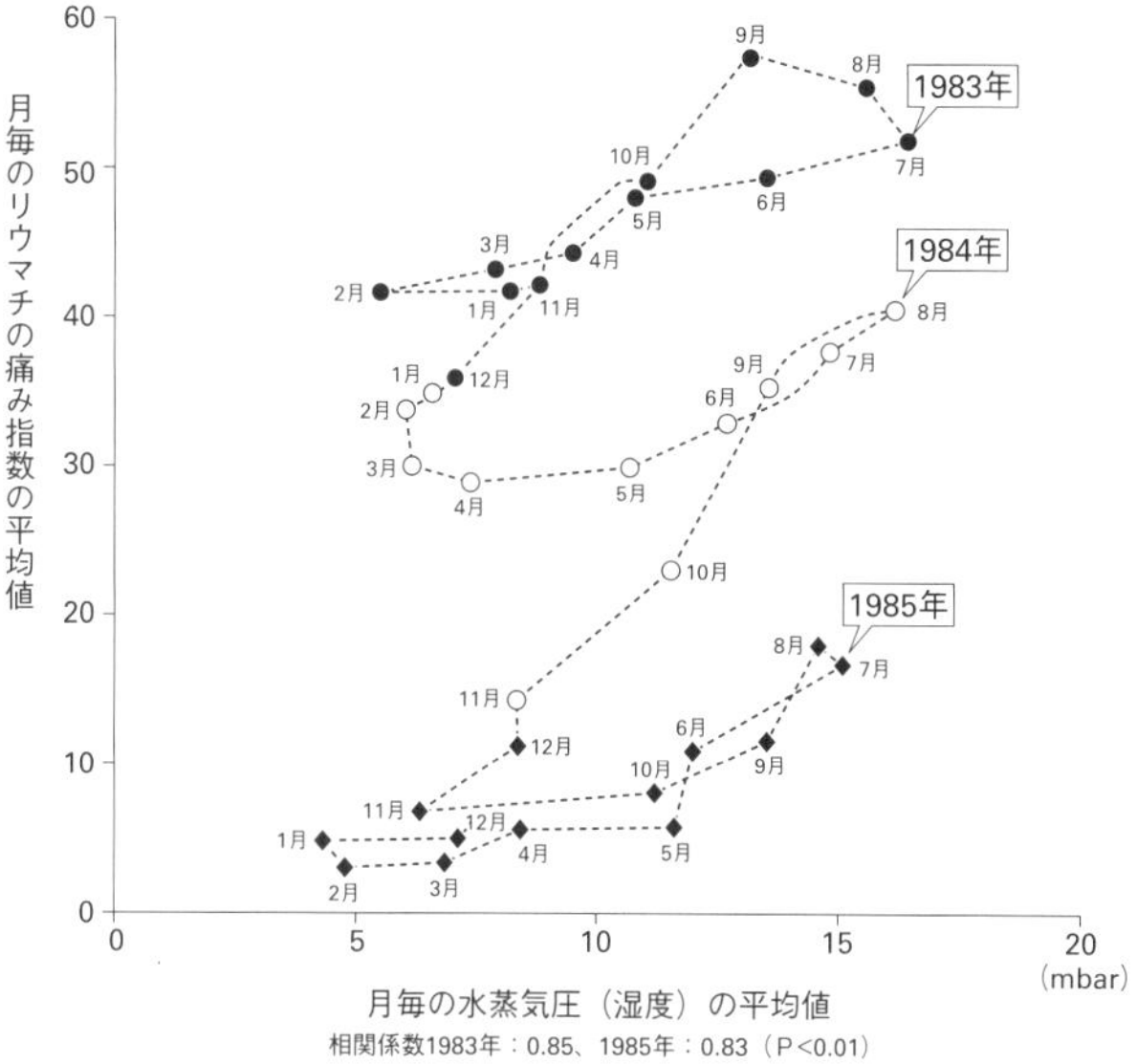

出所：Lancet, 2 (8555) : 386-7, 1987, を改変
Effect of weather on daily pain score in rheumatoid arthritis. を改変

といったこともわかっています。人が湿度を感じるメカニズムも研究されていて、皮膚にそのセンサーがあることなどがわかっています。

また、関節リウマチの患者さんなどの、湿度と痛みの関係を調べる疫学調査も行われてきました。たとえば**図表１-２**の研究では、関節リウマチの患者さん88人の、痛みと湿度の関係を３年間にわたって調べています。

この図を見ると、どの年も月の平均湿度が高くなるにしたがって痛み指数も高くなり、湿度が低くなると痛み指数も低くなっていることがわかります。

「気圧」ははっきりと意識できない

気圧については、高い山の上や海中といった特殊な環境が人に与える影響についての研究が、昔からあります。急に標高の高いところに行くと高山病になるとか、海中で急に浮上すると潜水病になるといった話は、みなさん聞いたことがあると思います。これらに関しては、メカニズムや治療法の研究もあります。

ところが、高山や海中などの特殊な環境ではなく、通常の環境における気圧が人に及ぼす影響、気圧が痛みに及ぼす影響については、メカニズムが研究されていないどころか、ほとんど注意すら払われてきませんでした。人は身体のどこで気圧を感じ、どのような影響を受けるか、センサーの場所や仕組みを研究しているのは、いまだに私たちの研究グループだけといってもいい状態です。

私たちは、なぜ気圧に注目するようになったのか。それは、初めは私の〝勘〟でした。患者さんたちは「天気が崩れると痛くなる」と言いますが、「天気が崩れる」とはどういうことかというと、「気圧が下がること」「湿度が上がること」「気温が下がること」の三《み》つ巴《どもえ》です。

けれども、気温や湿度と違って気圧は、降った雨が蒸発するためです。

気温は「暑い」「寒い」と感じますし、湿度も「蒸し蒸しする」とか「さわやかだ」と感じます。しかし気圧は、高気圧だからといって「身体が圧迫される」とか、低気圧だからといって「身体が膨張している」などと感じることはありません。そのためか、気圧と痛みの関係に注目して研究した人はいなかったのです。しかし、実際にはそのような現象が起こっているわけで、影響がないはずはない。私はそう考えました。

天気の「崩れ始め」が危ない

そこで、天気と病状に関するさまざまな疫学調査を分析してみると、気圧だけでも痛みに影響があることがわかりました。では、本当に気圧だけで痛みが悪化するのか？　それを調べるために、私は実験を行うことにしました。その一つが次ページの**図表１－３**です。

第４章でも詳しく触れますが、この実験では、慢性痛のある患者さん６人（片頭痛３人、首の痛み２人、下肢の痛み１人）に、人工的に気圧を変えられる部屋に入ってもらい、気圧

図表1-3　低気圧でみられた天気痛被験者の痛み増強

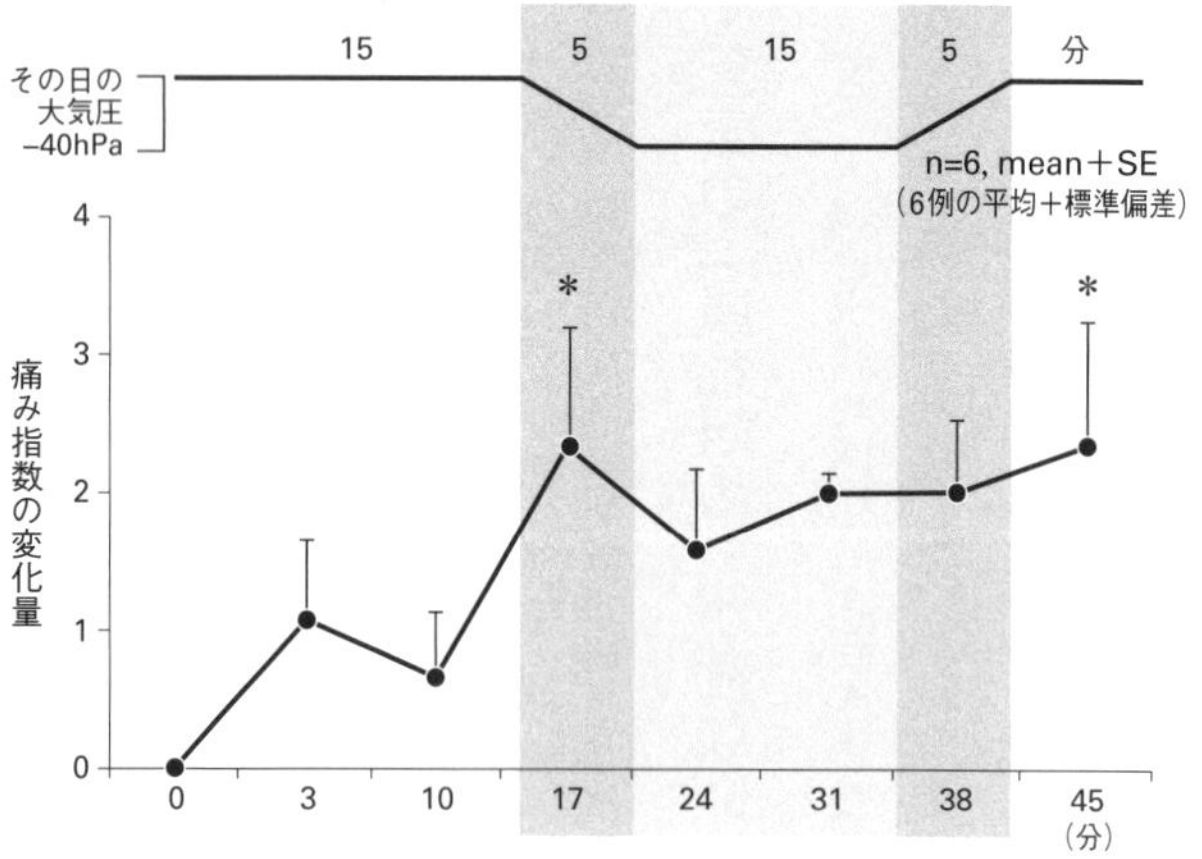

を下げて痛みの変化を見ています。患者さんは全員、天気の変わり目になると、めまい、だるさ、眠気が出て、その後に強い痛みに襲われるという共通点があります。

気圧の下げ幅は、その日の大気圧マイナス40ヘクトパスカルで、これを5分間かけて徐々に下げていきます。下げ終わったら、15分間そのまま低気圧を維持。そして、今度は5分間かけて40ヘクトパスカル上げ、元の気圧に戻します。40ヘクトパスカルというのは、強力な台風が通過する程度の気圧変化です。

折れ線グラフの横軸は「時間」、縦軸は「痛み指数の変化量」です。

「痛み指数の変化量」とは、痛みがないときを0、最大の痛みを10として、気圧を下げる前の痛みの値を基準に、痛みがどれくらい変化したかを示したものです。たとえば、気圧を下げる前の痛みが３で、気圧を下げ始めたら痛みが５になったとしたら、変化量は２です。

グラフを見ていただくとわかる通り、患者さんの痛みは気圧を下げ始めると強くなり、ピークに達しています（17分目）。「天気が崩れると痛くなる」という現象が、気圧の変化だけで起こることが、実験によって確認されたといっていいでしょう。意外なのは、気圧が下がってそのまま一定だと、痛みが少し治まってくることです（グラフ上は気圧を下げる直前、すなわち10分目の値よりも24分目と31分目の値が大きいように見えますが、統計上は差がありません）。患者さんたちは、「天気が崩れると痛くなる」と言いますが、正確には「天気が崩れ始めると痛くなる」だったのです。実際に患者さんたちは、「雨が降るなら降るで、早く降ってくれればいいのに」とよく口にするのです。

さらに、下がっていた気圧が上がった後にも、痛みが強くなっています（45分目）。これは、「天気が回復し始めると痛くなる」ということで、いわば「天気の変わり目に痛くなる」の別バージョン。つまり、痛みは「雨降りの最中」ではなく、「雨の降り始め」と「降り終わり」に出るということ。低気圧そのものというよりは、気圧の上がり下がりという変化が、痛みにつながっていたのです。

実は、このような実験は、気温や湿度を含めても、これまでまったくといっていいほどなされてきませんでした。私たち以外で、天気と痛みに関連があるかどうか実験をしたのは、おそらくただ1人、オランダのホランダー博士という人だけです。ホランダー博士の実験は、関節痛の患者さんに、湿度と気圧を変えられる部屋に入ってもらい、痛みの程度を調べるというもので、湿度と気圧の両方が変化したときに痛みが増した、という結果が出たそうです。

それが1960年代のことです。以来、私が「まえがき」で述べたテレビ番組用の実験をするまでの約30年間、気圧と痛みの実験は行われませんでした。

たった5ヘクトパスカルの変化で、起き上がれなくなることも

先の実験では、40ヘクトパスカルという台風並みの気圧の変化を加えましたが、天気痛のある人はもっと小さな変化でも痛みが出てしまいます。

私の患者さんに次のような人がいます。

その人は家庭の主婦で、朝は比較的体調がいいため、ご主人とお子さんを送り出すと、一気に家事をこなします。けれども午前10時頃になるとだるくなり始め、昼頃には頭痛が出て身動きできなくなってしまい、その状態がずっと夕方まで続きます。午後5時頃になると再

び体調がよくなってくるため、夕食の支度をして、子どもと夫を迎え、お風呂に入ったりもします。そして、夜９時頃になるとまた具合が悪くなり、バタンと寝てしまうのだそうです。

一日のうちで、調子が上がって下がって、上がって下がってと、波があるのです。

いったいなぜ、このようなことが起こるのでしょうか？

実は、この女性は「大気潮汐《ちょうせき》」に反応していたのです。大気潮汐とは大気の満ち干のことで、海の満ち干と同様に、大気も満ち干を繰り返しているのです。海や大気の満ち干は、月や太陽の引力、地球と月が共通の重心の周りを回ることで生じる遠心力などによって生じます。

考えてみれば、海水のような重いものでさえ満ち干するのですから、空気が満ち干するのは当たり前といえば当たり前でしょう。大気が引力や重力に引っ張られて膨張すれば、気圧は下がります。

大気潮汐の幅は日によって異なり、大きいときは５ヘクトパスカル程度です。つまり、この女性は５ヘクトパスカルの気圧変化を敏感に感じ取り、起き上がれなくなってしまうのです。それはこの女性が、天気痛のある人のなかでも特別に気圧変化に敏感だから、というわけではありません。気圧変化の幅を変えて実験を繰り返したところ、５ヘクトパスカル程度の変化で痛みが出る人は、珍しくないことがわかったのです。

さらに、以下のような疫学調査もあります。２０１５年に東海大学の研究グループが、34人の片頭痛の患者さんを対象に行った調査では、気圧が標準気圧（大気圧の国際基準）１０１３ヘクトパスカルから６〜10ヘクトパスカル下がると、片頭痛の発症率が上がると報告されています。やはり数ヘクトパスカル程度の変化で、頭痛が出るのです。

ところで、あなたは「５ヘクトパスカル」がいったいどれくらいの圧力か、想像がつくでしょうか？　ほんの少し、といったイメージかもしれませんね。では、「気圧が１ヘクトパスカル下がると、海水が１センチメートル盛り上がる」と言ったらどうでしょうか？　気圧が５ヘクトパスカル下がれば、重たい海水が５センチも盛り上がるのです。台風のとき高潮が起こるのはそのためで、気圧が下がって海水が膨張するから。40ヘクトパスカル気圧が下がれば、40センチ海水面が上がるのです。よく、「台風と大潮が重なると危ない」といわれますが、それは天体の引力や遠心力の影響で海水が大きく盛り上がっているときに、さらに低気圧が重なるからです。

話が逸れましたが、気圧は私たちの身体にも、とても大きな影響を及ぼしています。私たちの身体の表面積は、男性で１・６平方メートル、女性で１・４平方メートル程度です。１

平方メートル当たりにかかる気圧は約10トンですから、男性は16トン、女性は14トンの圧力を受けていることになります。身体にかかるこの大きな圧力が、気圧の変化に伴ってゆらゆらと変わるのです。さらに身体は、天体の引力や遠心力によって引っ張られてもいます。

私たちは、自分の身体の形は一定だと思っていますが、短いスパンで膨張したり収縮したりを繰り返しているのです。変形するのは身体の表面だけではありません。身体の中の気体や液体も、同時に膨張・収縮します。肺や血管なども気圧によって大きさが変わるのです。その結果、たとえば血管の硬い人が強い低気圧に遭うと血管が破れたり、肺胞の壁が薄い人が強い低気圧に遭うと肺胞が破れたり、といったことが起こる場合もあるのです。

地球温暖化で、天気はますます苛酷になりつつある

私たちは、思いのほか小さな気圧の変化で、大きな影響を受けることがわかっていただけたでしょうか。それなのに、地球環境はこのところ激烈になる一方です。台風は大型化し、たとえば２０１６年10月の台風18号は、一時中心気圧が９０５ヘクトパスカルまで下がり、このまま上陸すれば大災害が起こるとして特別警報が出されました。

天気痛のある人は、５ヘクトパスカル程度の変化でも痛みが出るのに、１００ヘクトパス

カル近い気圧の低下に耐えられるのでしょうか？　避難しなければならないときに、気を失って倒れてしまったりすれば、命の危険もあります。

命の危険があるという点では、熱中症もそうです。地球温暖化の影響で気温が上昇し、昔はなかった「猛暑日」という用語も登場しました。猛暑日とは、最高気温が35℃以上の日のことで、１９９０年以降急増したことから、気象庁が２００７年４月から使い始めました。暑さが苛酷になれば、熱中症になる危険性も高まります。

さらに、都市部ではゲリラ豪雨が頻発しています。ヒートアイランド現象によって狭い範囲に猛烈な上昇気流が起こり、その部分の気圧だけが周囲よりも下がることによって、局地的に激しい雨が降るのです。また、四季があるはずの日本から、四季がなくなりつつあります。

図表1-4は、２０１５年の4月から9月にかけての、日平均気温のグラフです。点線で描かれた例年の平均に比べて、春先の気温が高く、夏の終わりの気温が低いことがわかります。本来あるはずの春と秋がなく、冬から急に夏になり、夏から急に冬になったような状態なのです。春と秋を経ることで、身体を暑さや寒さに慣らしてきた日本人にとって、これはつらい状態です。

図表１-４　日本の気象官署58箇所（南西諸島以外）の日平均気温（2015年）と例年の平均気温

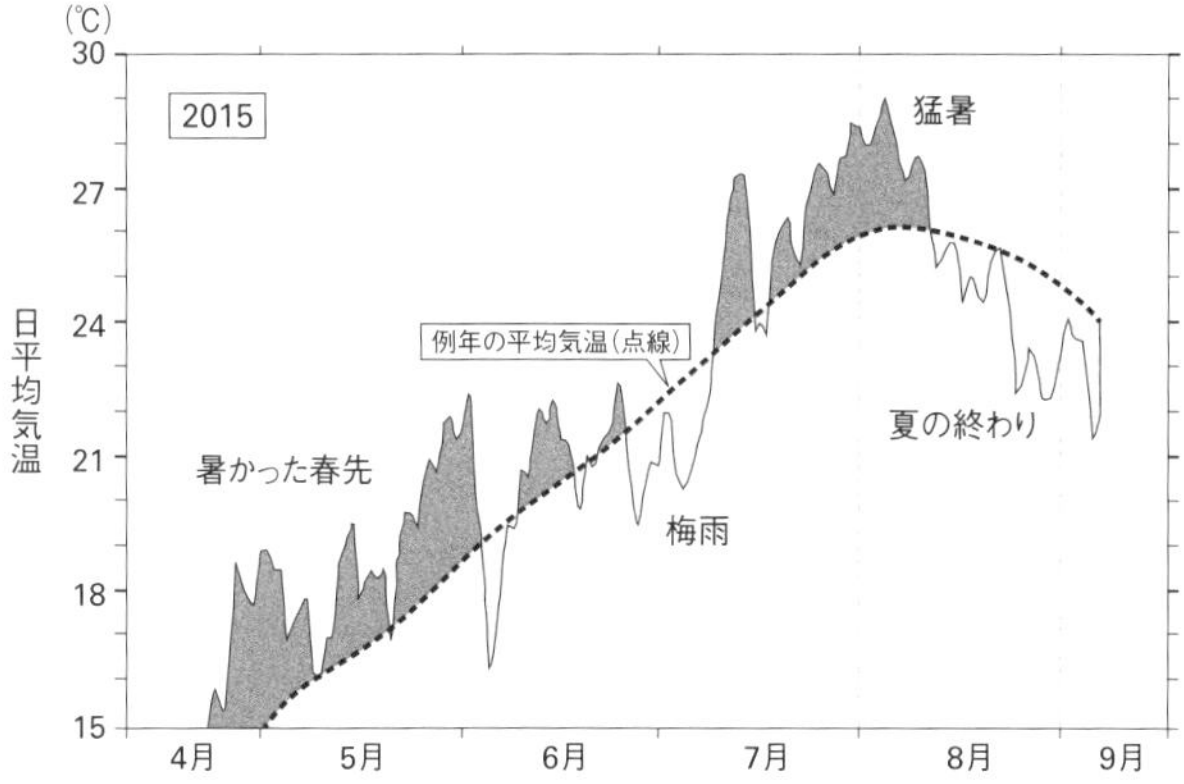

出所：堀正岳氏のブログ「Climate+」より（http://climate.jp/2015/09/summer2015/）

「天気痛」に悩む人は、世界中にいた！

　天気痛のある人にとって、地球環境の激化は切実な問題であり、しかも天気痛があるのは日本人だけではありません。さまざまな国の疫学調査によって、天気痛の人はどの国にもいることがわかってきました。いくつか調査を挙げておきましょう。

　まず、アメリカ・ボストンのＢＩＤメディカル・センターという病院の救急部が、２００９年に「Neurology」（神経学）というアメリカの有名な医学雑誌に発表した調査があります。この調査では、気温が前日に比べて５℃高くなったとき、あるいは72～48時間前の気圧が6・7ヘクトパスカル程度低かったときに、頭痛を発症する危険性が高くなると報告されています。調査対象は7054人で、そのうち2250人が片頭痛、残りがその他の頭痛です。

アメリカでは、サンディエゴ、ナッシュビル、ウースター、ボストンという4つの都市で、計558人の慢性痛のある人たちを対象に、天気の影響があるかどうかを見た調査もあります。それによれば、どの都市の人であっても、急に寒くなったときに痛みが悪化していて、都市による違いはなかったとされています。アメリカは広大ですから、住んでいる地域によってかなり気候が異なりますが、どんな気候であっても、「痛みが気温の変化に影響されることに違いはなかった」ということです。

ヨーロッパでは、高齢者（65〜85歳）の関節症の痛みが湿度の高い日に悪化することが、ヨーロッパ6カ国の統計で判明したとの報告が、2015年の「Journal of Rheumatology」（リウマチ学雑誌）にあります。また、ギリシャからは風が頭痛のトリガー（きっかけ）になるという報告もあります。それによれば、38ページで述べた閃輝暗点《せんきあんてん》を伴う片頭痛の患者さんの39％、緊張型頭痛の患者さんの14％が、風によって頭痛が引き起こされると答えたそうです。

実は、気圧・気温・湿度の三大気象要素ほど多くはないものの、「風」も天気痛を引き起こすことがあります。ヨーロッパでは、アルプスから吹き下ろす熱く乾いた風（フェーン）が片頭痛の発作を引き起こすという調査結果がありますし、北米大陸のカナディアンロッキーの東側では、「チヌーク」と呼ばれる熱風が、やはり片頭痛と相関しているとの報告があります。ただし、そよ風程度の風で頭痛が起こるわけではなく、かなり強い風に限られるようです。その強さは、チヌークの場合、時速38キロ超のときに頭痛との相関が明らかだとされています。

ただ、チヌークが吹いたその日に頭痛が出る人もいれば、その前日に頭痛が出る人もいるとのことです。前日に頭痛が出る人の中には、風そのものというよりは、強風の前兆として変化のあるなにか、たとえば気圧や気温の影響で頭痛の出る人がいるのかもしれません。

いずれにせよ、世界のどこに住んでいても、人が天気の影響を受けずに暮らすことはできません。したがって、天気痛の人が世界中にいるのは、当然といえば当然のことかもしれません。

第2章

「痛み」がわかれば、「天気痛」は怖くない

1　痛みは他者と共有できない、自分だけの感覚

日本語は「痛み」についての表現が豊か

第2章では、「痛み」そのものについて考えてみましょう。

痛みは、とても身近な感覚であると同時に、他者と共有できない、極めて個人的な感覚です。色や臭いなどは自分の外側にあるもの、たとえば「花」などに対して生じる感覚ですが、痛みは対象そのものが傷や炎症といった、「自分の内側」にあるものだからです。

また、痛みは記憶や感情にも左右されます。

たとえば、頭が痛くなりかけたとき。片頭痛のある人ならば、「あのひどい痛みに、また襲われるのか」と不安になり、実際にはまだそれほど痛くなくても、具合が悪くなってしまいます。

過去の痛みの記憶が、今の痛みを増幅するのです。

その逆もあります。たとえば熱が出て頭が痛いとき。「前にも同じようなことがあったけれど、一晩寝たら治った」という記憶があれば、頭が痛くても不安にならずに過ごせます。

感情との関係では、たとえば関節に痛みがある人は、なにをするにも痛みが気になります。ところが、おいしいものを食べたり、映画を観たりと、楽しいことをしている最中には痛みを忘れることがあります。あるいは、家族が事故にあったとか大病をしたといった、とても大変なことが起こったときにも、痛みを忘れることがあるかもしれません。けれどもそれは、痛みが治ったとか、なくなったということではありません。

さらに、人によって痛みへの耐性も異なります。同じようなケガをしても、すごく強い痛みを感じる人もいれば、さほど強い痛みを感じない人もいます。痛みに強い人は、ほかの人が過去に自分がしたのと同じようなケガをして、ひどく痛がっているのを見ると、「大げさだ」と感じてしまいます（しかし、それは誤りです。その人にとっては、本当にひどく痛いのです）。

このように、痛みは他者にわかってもらえないだけでなく、自分でさえ非常に捉えにくいものなのです。だからでしょうか、なんとかして自分の痛みを捉え、他者に伝えようとして、私たちはさまざまな言葉を編み出してきました。

まずは、「ズキズキ」「ガンガン」「ジンジン」「ズーン」「ヒリヒリ」「ピリピリ」「キリキリ」「チクチク」「シクシク」といった擬態語があります。けれども、人によって表現はさまざまで、同じような痛みを別の言葉で表現していることがありますし、別の痛みを同じ言葉で表現していることもあります。

そこで、その痛みがどのようなものかをはっきりさせたいときには、「ジンジンしているというのは、長い間正座をしていて立ち上がったときに、脚が腫れぼったくなって感覚がなくて、でも触られるとウワーッと飛び上がるような感じ?」などと尋ねます。すると、「そうそう、それ!」と、ようやく共通点が見出せるのです。

「殴られたような痛み」「切られたような痛み」「焼けるような痛み」「押しつぶされるような痛み」と、痛みをなんらかの行為になぞらえることもあります。実際に自分が感じたことのある「下痢をしたときの、おなかが渋るような痛み」とか、「骨折したときの痛み」「出産時の痛み」などと比較して、痛みを表現することもあります。

さらに、「しびれ」や「灼熱感《しゃくねつ》」は痛みなのか、といった問題もあります。しびれは痛みとは違うという人もいれば、しびれて痛いという人もいます。灼熱感も、ただ熱い感じがするときに使う人もいれば、「焼けるように痛い」という意味で使う人もいます。

ちなみに、「焼けるように痛い」を英語で言うとバーニングペインです。アメリカではひどい痛みの表現としてよく使われるようです。日本人は、ひどい痛みも「焼けるような」だけでなく、「裂けるような」「鋭い刃物で切られたような」「錐《きり》で突かれたような」や、「飛び上がるような」「気絶しそうな」「死にそうな」「死んだ方がマシな」など、さまざまな表現をします。日本人が特別痛みに敏感なのかどうかはわかりませんが、日本語に痛みの表現が多いのは、それについての論文もあるくらいですから、たしかなようです。

では、医学的には痛みをどう定義しているのでしょうか？

国際疼痛学会では、痛みとは、

「組織の障害に関連した、あるいは障害と関連して述べられる不快な感覚・情動体験」

と定義しています。

要するに、ケガをしたり、身体に炎症があったりして、それを本人が「痛い」と言えば、それが痛みだということ。さらに、自分の体験を痛みだと思って、ケガや炎症などの痛みと同じように「痛い」と言うならば、それも痛みであると受け入れるべきだ、ということになります。「本人が痛いと言えば、それが痛みだ」というのは、あまりにもファジーな感じがしますが、実はこれが痛みの本質です。痛みとは、極めて個人的で曖昧なものなのです。

他者と共有できない「痛み」を、どう計るか

痛みは極めて個人的なものではありますが、治療する際には痛みをなんらかの方法で「評価」しなくてはなりません。患者さんの感じている痛みがどの程度のものなのか、その痛みによって生活がどう損なわれているのか、そして治療によって痛みがどう変わったかを、見極めないといけないからです。

そこでまず、慢性痛のある患者さんには、初診時に痛みの程度や日常生活で感じる不自由さなどを、質問表を見ながら回答してもらいます。私が用いているのは、主に以下の８種類の評価尺度です。

①　疼痛尺度：ＮＲＳ（Numerical Rating Scale）

痛みの強さを計る尺度です。

私は、「最大」「最小」「平均」「今」の４つを、０〜10までの11段階の数で記入するスケールを使用しています。０は、まったく痛みがない状態。10は、もう死んだ方がマシというぐらいの痛みです。あなたは、どうでしょうか。今、なにか痛みがありますか。それはどれく

らいの痛みですか？

慢性痛のない人は、「10をつける人は、ほとんどいないのではないか」と思われるかもしれません。「死んだ方がマシな痛み」と聞くと、たとえば交通事故に遭って全身打撲に複雑骨折といった、重篤な状態を思い浮かべるのではないでしょうか。

ところが、慢性痛のある人では、10をつける人がさほど稀ではありません。繰り返し襲われる痛みの記憶によって、痛みが恐怖感を伴って増幅されるからです。つまり、痛みに対する認知が変わってしまっているのです。

② 疼痛生活障害評価尺度：PDAS《ピーダス》（Pain Disability Assessment Scale）

痛みによって、生活にどの程度障害があるかを計る尺度です。

「家の中の雑用をする」「買い物に行く」「趣味の活動をする」など20の項目に、0〜3点の4段階で答えてもらいます。0点は、その活動をするのにまったく困難や苦痛がない状態。1点は少し困難、2点はかなり困難、3点は困難でその活動ができない状態です。

20項目すべてが困難でできない状態であれば、60点です。点数が高いほど状態がよくないわけですが、点数がさほど高くなくても、第1章（48ページ）に登場したCさん（20代・女性・会社員、ＰＤＡＳ11点）のように、20代の若さで困難なことが複数ある場合は、状態がよくないと判断されます。治療経過中の数値を比較することによって、その患者さんの状態を相対的に評価します。

③　精神的状況尺度：ＨＡＤＳ《ハッズ》（Hospital Anxiety and Depression Scale）

痛みによって、気持ちがどう変わっているかを計る尺度です。

「緊張感を感じる」「ひどいことが今にも起こりそうな気がする」などの不安感を見る質問が7項目、「考えや反応が遅くなった」「自分の身なりに興味を失った」などの抑うつ状態を見る質問が7項目で、0〜3点の4段階で答えてもらいます。点数が多いほど状態が深刻で、両方とも21点中7点以上は要注意です。

Ｃさんは、不安感が17点、抑うつ状態が13点でした。ほぼすべての項目が、「いつもそうだ」とか「しばしばそうだ」という状態です。20代という青春真っ盛りの女性が、痛みのせいで「緊張感をいつも感じている」「ひどいことが今にも起こりそうな気がいつもしている」「自分の身なりに興味が持てないことがしばしばある」といった状態に陥ってしまっているのです。

④　痛み破局化スケール：ＰＣＳ《ピーシーエス》（Pain Catastrophizing Scale）

痛みにどれくらい執着しているか、すなわち、どれくらい気持ちが痛みにとらわれているかを計る尺度です。

「痛みが消えるかどうかをずっと気にしている」「もうなにもできないと感じる」「痛みが消えることを強くのぞんでいる」といった13の質問に、０〜４点の５段階で答えてもらいます。０点は「まったく当てはまらない」、１点は「あまり当てはまらない」、２点は「どちらともいえない」、３点は「少し当てはまる」、４点は「非常に当てはまる」です。

52点中30点を超えると、一日中ずっと痛みにとらわれ続けている状態です。状態がいいときも悪いときも痛みのことばかり考えてしまい、なにをするにも痛みが気になって仕方がないのです。

⑤　健康関連ＱＯＬ尺度：ＥＱ‐５Ｄ《イーキューファイブディー》（EuroQol-5D）

ＱＯＬ（Quality of Life＝生活の質）を計る尺度です。

「移動の程度（歩けるかどうか）」や「身の回りの管理（入浴や着替えが自分でできるかど

うか）」など5項目について、「問題なくできる」から「できない」まで３段階で答えてもらいます。まったく障害がなく、どんなことも普通にできる場合は１点で、状態が悪いほど０点に近づきます。

たとえば、ＥＱ‐５Ｄが０・５９５の男性と、０・７６８の女性では、男性の方が生活の質が低下していて、自分でできることが少ないことがわかります。ちなみに、この男性は左足が不自由です。基本的には、痛みがひどいほど生活の質も低下しますが、高齢者の場合など、痛みがさほどひどくなくても、生活の質がガクンと下がってしまうことがあります。痛いから動くのがつらい、つらいから動かない、動かないからますます動きにくくなる、という悪循環に陥って、歩けなくなったり、身の回りのことができなくなったりしてしまうのです。

⑥　痛み自己効力質問表：ＰＳＥＱ《ピーセック》（Pain Self-Efficacy Questionnaire）

自己効力感、言い換えれば、痛みがあってもやれるという自信の程度を計る尺度です。

「痛みがあっても物事を楽しめる」「痛みがあっても家事のほとんどをこなせる」など10の質問に、０点から６点までの７段階で答えてもらいます。０点はまったく自信がない状態、

6点は完璧な自信がある状態で、点数が高いほど自己効力感が高い、よい状態です。

人によっては、痛みがあることで精神的に大きなダメージを受けてしまい、自己効力感が非常に低くなっていることがあります。そのようなケースでは、リハビリに消極的、日常生活で動くことが少ない、といった状態に陥りやすく、治りが遅くなる傾向があります。

逆に、自己効力感が高いということは、痛みがあっても頑張れる状態ですから、リハビリにも積極的に取り組めますし、日常生活でも動きが多く、気持ちもポジティブです。「痛みがあるけれど、大丈夫!」「できる、できる!」と自分で自分を励ましながら、リハビリに取り組むことができるため、治りが早い傾向があるのです。

⑦ 客観的不眠度：アテネ不眠尺度

きちんと眠れているか、いないかを計る尺度です。

「布団に入ってから眠るまでに時間がかかったか」「夜中に目が覚めたか」といった8項目について、過去1カ月間に少なくとも週3回以上経験したかを、0点から3点までの4段階で答えてもらいます。0点がまったく問題ない状態、3点が非常に問題のある状態です。

3点以下は、よく眠れていて問題ない状態。6点以上は不眠の可能性が高く、かなりつらい状態です。

⑧ 運動器症候群診断：ロコモ25

ロコモティブシンドローム（ロコモ）の状態を計る尺度です。

ロコモとは、筋肉や骨、関節などの運動器に障害が起こり、「立つ」「歩く」といった運動機能が低下している状態です。過去1カ月の「首・肩・腕・手のどこかに痛みやしびれがあるか」「家の中を歩くのはどの程度困難か」「休まずにどれくらい歩き続けられるか」など25の質問に、０点から４点までの５段階で答えてもらいます。０点が困難でない状態、４点がひどく困難な状態です。

高齢者で特に問題になる尺度で、年齢が高くなるほど点数も上がる傾向があります。たとえば、20代ならば３・２～５・５点が年齢相応で、５・５点以上がロコモ度が高い状態。それが70代では、７・１～12・８点が年齢相応で、12・８点以上がロコモ度が高い状態です。進行すると日常生活全般に支障が生じますから、特に高齢者は注意が必要です。

患者さんの本当の姿は、一つの尺度ではわかりません。痛みの尺度が低くても、不安感が高かったり、ＱＯＬが低かったりすることもあります。痛みの尺度が高く、ＱＯＬが低くても、自己効力感の高い人もいます。痛みの強さだけを見て、「さほどでもないから大丈夫だ」と思ったりすると、治療法を誤ってしまいます。患者さんの全体像を把握し、適切な治療をするためには、複数の尺度で見る必要があるのです。さらに、３カ月に１度くらいの頻度で見直すことも必要です。患者さんの状態はずっと同じではなく、治療の効果や患者さんの取り組みによって変化するからです。

2　急性痛と慢性痛の違い

痛みは取った方がいいのか、取らない方がいいのか

ところで、あなたは痛みは取った方がいいと思いますか、それとも取らない方がいいと思いますか？「痛いのはイヤだから、取った方がいい」と思う一方で、「痛みだけを取ると、本当は治っていないのに動かすことができてしまうから、逆によくないのではないか」とか、「痛みだけを取ってしまったら、病気が治ったかどうかわからないから、よくないのではないか」とも、思いませんか？

実は、この二つの考え方は、少し前まで医師の間でもごく当たり前に混在していました。その原因の一つは、痛みのメカニズムがよくわかっていなかったことにあります。

痛みのメカニズム

痛みには「急性痛」と「慢性痛」があります。

前にも述べましたが、「急性痛」とは、転んでケガをしたら痛いとか、ナイフで指を切っ

たら痛い、ヤケドをしたら痛い、といった痛みで、これは身体にとってのアラームです。「組織が傷つけられましたよ!」という警報であり、警報が出たと感じることで、人はパッと手を引っ込めたり、身体を遠ざけたりします。つまり急性痛は、身体を守るために必要な仕組みなのです。

それに対して「慢性痛」は、本来必要ない痛みです。たとえば、片頭痛の痛みが身体のためになっているかといえば、なっていません。関節リウマチの痛みが身体のためになっているかといえば、これもなっていません。身体に必要ない痛みが出てしまっているわけで、いわば痛みそのものが病気です。このような痛みは、取るのが当たり前なのです。

また、急性痛であっても、「痛い!」という警報を発して身体を守る役目を果たした後は、痛みを持続させる必要はありません。ケガやヤケドをしたことに気づき、治療を開始したら、痛みが続く必要はないのです。

ところが、痛みのメカニズムがよくわかっていなかったときには、「痛みは身体にとって必要なものだ」という認識のもと、往々にして痛みをきちんと取らないケースがありました。急性痛に対しても、慢性痛に対してもです。「痛みというのは身体からの信号だから、むやみに取ってはいけない」というわけです。

「手術したんだから痛いのは当たり前」という大きな誤解

それで、たとえば外科手術をする際にも、「麻酔をして、脳を眠らせてさえおけばいい」という状態だったのです。手術は、治療のためではありますが、身体を大きく傷つける行為です。いわば組織障害の最たるものですから、当然身体は「痛い！」という警報を発しますが、「痛みは身体からの信号だから、取ったらダメ。痛くなったら動いてしまうから、治りが遅くなる」などと考えられていたのです。

と、ここで「麻酔をかければ痛みを感じないから、いいのでは？」と思った人もいるのではないでしょうか。一昔前に手術を受けたことがある人なら、「麻酔が切れたら痛かったけれど、痛いと言ったら、点滴に痛み止めを入れてくれた」ということもあったかもしれませんね。でも、痛み止めを入れてもらっても、なかなか痛みが消えなかったのではないでしょうか？　実は、手術が済んで、意識が戻ってから痛み止めを入れても遅いのです。

たとえば大きな手術で全身麻酔をかけると、中枢神経（脳と脊髄）が麻痺して意識がなくなりますから、たとえおなかを切られても、本人が「痛い」と言うことはありません。けれども切ったところからは、痛みを引き起こす「痛み物質」が放出されて、痛みの神経を刺激します。「痛い」という信号が、切ったところから痛みの神経を通って、脳にどんどん送られるのです。

「痛い痛い痛い」と信号が送られ続けるために、患者さんの脳は過敏になってしまいます。別の言葉でいえば、脳が変容します。そのため、麻酔が切れて目が覚めたときには、ひどい痛みを感じます。ここでようやく、患者さんに痛み止めが投与されますが、脳が過敏になっていますから、ちょっとやそっとでは痛み止めが効きません。

昔の患者さんたちは「まだ痛い」と訴えても、「手術したんだから、痛いのは当たり前。我慢しなさい」と言われて、きちんと痛みを取ってもらえないまま眠れない夜を過ごしていたのです。痛みの研究が今ほど進んでいなかったので、仕方ないといえば仕方ないのですが、患者さんにとっては実に気の毒な話です。

手術の後、動かずにじっとしていることは、ある程度は必要です。痛くないからといって動いて、傷口が開いてしまってはたしかにまずいわけです。しかし、「痛い、痛い」と言っても薬を出してもらえず、痛みを我慢していると、やがて痛みが消えなくなってしまいます。

急性痛が慢性痛に変わってしまうのです。

そうなると、治ったはずなのにいつまでも傷痕が痛いとか、天気が悪くなると昔切ったところが痛い、といったことが起こります。

これが〝古傷が痛む〟という現象で、天気痛の元をたどって行ったら、急性痛をきちんと取っていなかった、ということもあるのです。なかには、最初は指をケガしただけなのに、放っておいたら手全体が痛くなってきて、そのうち腕まで痛くなって、今度は反対側の腕も痛くなって、最終的には身体全体が痛くなってしまった、というようなことすらあります。脳が痛みそのものを作ってしまっている状態です。

したがって最近は、最初から除痛（痛みを取り除く）をきちんと行う、痛みは１００％取るという考え方になっています。手術をする際には、鎮痛剤を入れながら麻酔をして、痛みが脳に伝わるのを阻止するのです。このような方法を、「先制鎮痛」あるいは「先取り鎮痛」といいます。

慢性痛には「急性化」という波がある

前項で述べた通り、慢性痛には、初期の扱い方を間違えて急性痛が慢性痛になってしまったものと、初めから慢性痛として存在するものがあります。後者の、初めから慢性痛としてあるものは、「病態痛」とも呼びます。「病態」とは、病気によって起こる状態のことで、たとえば片頭痛ならば、片頭痛という病気によって起こる状態、すなわち病態として痛みがあるわけです。天気痛も病態で、なんらかの病気によって起こる状態として、「天気が変わると増強する痛み」があるのです。

急性痛からきた慢性痛と、病態痛としての慢性痛では成り立ちが違いますが、痛みに波があるという特徴は同じです。慢性痛は、同じ状態の痛みがずっと続くわけではなく、痛みが強いときと弱いときがあります。たとえば片頭痛では、ひとたび痛みが出ると疼痛尺度で7とか8のひどい痛みであっても、そうでないときには痛みが0の人もいます。

けれども、それは片頭痛が治ったということではなく、なにかをきっかけに再び強い痛みが出ます。この、なにかをきっかけに強い痛みが出ることを「急性化」あるいは「発作」と呼びます。片頭痛の人は、強い光や臭いなどいくつかのきっかけによって、発作が起こります。その人が天気痛であれば、天気の変化によって発作が起こります。関節リウマチの人であれば、湿度が高くなったことなどがきっかけで急性化が起こり、関節が腫れて痛みがひどくなります。

このような急性化の痛みに対しては、ある程度鎮痛剤が効きます（なかには効かない人もいます）。ただし痛みは治まっても、元の病気が治ったわけではありませんから、急性化はまた起こります。慢性痛の人にとっては、いつまたぶり返すかわからない痛み、ふいに襲ってくる発作が怖いのです。

したがって、いかに急性化を起こさせないか、ひどい痛みをいかにして未然に防ぐかが、慢性痛の治療では重要です。たとえ根本の病気を治せなくとも、急性化が起こらないようにできれば、痛みによる生活の質の低下は、ある程度防ぐことができます。それには、痛みが起こってから鎮痛剤を飲むといった事後の対処法よりも、むしろ事前の対処法が重要ですが、これについては第４章で詳しく述べます。

3 関節痛は、関節が作るのか？ 脳が作るのか？

「歯医者さんは痛い」という認知は変えられる

あなたは、歯医者さんが好きですか？ と聞かれたら、おそらく「とんでもない！」と言う人が多いのではないでしょうか。歯が痛くなっても、治療に行くのがイヤでイヤで、ズルズル引き延ばしているうちにどうしようもなくなって、ようやく行くという感じかもしれませんね。

歯の治療がイヤなのは「痛い」からだと思いますが、痛い理由は主に三つあります。

まず一つ目が、神経に触られることがあるから。歯の中心にある歯髄には、神経と血管が網の目のように張り巡らされています。そのため、傷んだ歯を削る際に、器具が神経に触れたりすると、「痛いっ！」と飛び上がることになります。けれども、これは急性痛ですから、痛いのは一瞬のことです。

二つ目が、「感作《かんさ》」が起きているから。たとえば、海水浴に行ってひどく日焼けした場合など。温かいシャワーを浴びただけで、「痛たたたっ！」と、なりませんか？ これは、日焼けした皮膚に感作が起こり、痛みではない刺激に対しても、痛みを感じるようになってしまっているからです。要するに、神経の感受性が高まって、過敏になった状態です。もし、治療する歯が虫歯であれば、歯に痛み刺激が加わり続けていることから、神経が興奮して過敏状態になっています。すると、通常ならば痛みと感じないようなちょっとした刺激で、「ギャッ」と声が出るほどの痛みを感じてしまうのです。

三つ目が、痛みに対する認知が変わってしまっているから。治療用の椅子に座って胸にエプロンをかけられ、ドキドキしているところに医師がやってきて、ドリルをキーンとうならせながら歯に当てた。その瞬間「痛いっ！」と飛び上がったら、「まだなにもしていませんよ」と言われた。そんな経験がある人は、痛みに対する認知が変わっている可能性がありま す。

子どもの頃からのたび重なる経験で、「歯医者さんは痛い」という思いが脳に繰り返しインプットされたために、歯科医院に来ただけで恐怖感にとらわれるように認知が変わったのです。だから、痛くされたわけでもないのに「やめてっ！」となってしまうのです。

その上、この三つの理由は単独で働くとは限りません。認知が変わって恐怖感にとらわれているところに、神経に器具が触れたり、感作が起こったりすることもあります。またしても「すごく痛かった」と思ってしまうわけで、さらに歯の治療が怖くなるという悪循環です。けれども、「子どもの頃は怖かったけれど、久しぶりに歯医者さんに行ったら、なんでもなかった」という人もいます。認知は戻すこともできるのです。

歯の治療が怖い人は、試しに「深呼吸をする」「楽しいことを考える」「音楽を聴く」といった自分が落ち着くことをしてから、治療を受けてみてください。すると、ドキドキしながら治療を受けたときとは、感じが異なるはずです。そんなことを繰り返し、「あれ、なんともないや」という感じになれば、しめたもの。よい循環が生まれて、正しい認知が戻ってきます。

慢性痛は「脳」を変えてしまう

三つ目の理由、痛みに対する認知が変わることが、慢性痛に大きく関わっています。

慢性痛は、繰り返し繰り返し急性化（発作）が起こります。そのため、痛みの経験が記憶の奥に層をなして積み重なっていきます。と同時に、「痛みによって今までできたことができなくなった」「自分はどうなるのだろう」「つらい」「苦しい」といったネガティブな感情がつけ加わって、痛みがいっそう強固なものになり、頭から引きはがせなくなっていきます。

痛みに執着し、痛みから逃れられなくなっていくのです。

慢性痛には波がありますから、あまり痛くないときもあるのですが、痛みにとらわれているために、「そういえば、この前痛かった」ではなく、「いつも痛い」と感じてしまいます。実際に、患者さんに「今痛いですか？」と尋ねると、たいていの人は「痛い」と答えますし、「今の痛みはいくつですか？」と尋ねると、「10」と答える人もいます。客観的には、この「10」は「死んだ方がマシなほどの痛み」ですから、歩いてクリニックに来られる状態ではありません。けれども患者さんにとっては10の痛みがあるわけで、これは〝気のせい〟ではないのです。痛みに対する認知が健常時と変わっているためで、患者さんの主観のなかでは、本当に10の痛みがあるのです。

さらに最近、痛みが繰り返し起こることで、脳そのものが変容することがわかってきました。痛みは、手先などの末梢《まっしょう》から、脊髄を経て、脳に達するという仕組みです。これは急性痛も慢性痛も同じです。ところが慢性痛では、痛みやそれに伴う不安などの〝ストレス〟を受け続けることによって、脳の扁桃体《へんとうたい》が過敏になったり、前頭前野や海馬が萎縮してしまったりするらしいのです。

「扁桃体」は、不安や恐怖を感じると反応し、ストレスホルモンを分泌させ、交感神経を興奮させるなどします。「前頭前野」は、高度な精神機能を担い、感情や行動を抑制するなどの働きをします。「海馬」は、記憶などに関わっています。

これらが変容することによって、本来ならば痛みと感じないことを痛みと感じたり、大きな不安や恐怖を感じたり、それによって身体が激しく反応してしまったりします。

すなわち、〝脳が痛みを作る〟状態になるのです。

脳が痛みを減らすこともあれば、痛みを増やすこともある

ところであなたは、たとえば指を切ったとき、痛みを感じるのは指だと思いますか、脳だと思いますか？

答えは、脳です。

「切った」という信号が指から神経を伝わって脳に至り、脳が痛みを感じるのです。

でも、痛いのは脳ではなく、指ですよね。不思議ではありませんか？

これは「感覚の投射」と呼ばれる生理現象で、私たちに生まれつき備わっているものです。

感覚の投射があるからこそ、私たちは指を切ったとき、とっさに指を引っ込めたり包丁に入れた力を抜いたりできるのであって、もしも感覚の投射がなかったら、大ケガをしてしまう

でしょう。

ところが、感覚の投射があるために、不思議なことも起こります。大事故に遭って、腕を切断してしまったとします。すると、切断してしまったはずの「腕」が痛んだりするのです。切断したばかりのときは、脳がまだ覚えているために、「腕がある」ように感じるのです。これを「幻視痛」とか「幻視感覚」と呼びます。

その状態のときに、患者さんに「(ない方の)腕に触ってみてください」と言うと、本来腕があるべき場所に触れて、「触った感覚がある」と言います。けれども、ある程度時間が経って脳の認知が修正されると、腕がだんだん小さくなっていき、最終的には切断面がわかるようになります。そして、切断面に感覚の投射が生じます。

もう一つ、不思議な話をしましょう。私たちは普段、足に障害がなければ、ごく当たり前に立ったり歩いたりします。体重が60キロの人なら、両足だけで60キロを支えているわけです。不思議ではありませんか？

もしも、仰向けに寝て両足を天井に向け、足の上に60キロのバーベルを載せたら、相当痛いのではないでしょうか。痛いと感じる前に、重くて耐えられないかもしれません。けれども、自分の両足で立つ分には、重くも痛くもありません。どうしてでしょうか？

脳が感覚を選択して、使い分けているのです。「これは重みではない」「痛みではない」と。前に述べたように、痛みは、足などの末梢神経を通って脊髄に入り、脊髄を上に登って（上《じょう》行《こう》）脳に入り、脳が痛みを感じます。

ところが脳は、やってくる痛みをただ待っているだけでなく、信号を出して「これは痛みではない」と、痛みを抑制することがあるのです。これを「下《か》行《こう》性抑制系」と呼びます。そのため私たちは、小さな足に全体重がかかっても、痛みを感じないのです。

けれども、この下行性抑制系が、なんらかの原因によって破綻することがあります。

すると、あらゆる刺激が痛みとして脳に認知されてしまいます。線維筋痛症の患者さんのなかには、身体中が痛くて服が肌に触れただけでも痛い、寝ると自分の重みで痛い、ちょっとしたことが痛くて仕方がない、という人がいます。炎症もなにも起こっていないにもかかわらず、痛いのです。線維筋痛症はまだ原因不明ですが、下行性抑制系の破綻が関わっていることが最近の研究で明らかになってきました。

このように、脳は痛みに大きく関わっています。脳は痛みを利用して身体を守りますが、同時に痛みを抑制したり、増幅したりもするのです。

鎮痛剤だけで慢性の痛みは治せない

慢性痛には脳が大きく関わっていますから、治療には脳の認知を戻すことが重要です。鎮痛剤などの薬だけでは、慢性痛を根本的に治すことは難しいのです。

48ページで登場したCさん（20代・女性・会社員）は、痛みによって強い不安にとらわれていて、自分はもうなにもできないと感じています。なんとか会社に通ってはいますが、休んでしまうことも多く、仕事で少し遠くまで行かなければならないときなどは、「途中で痛みに襲われたらどうしよう」と不安で不安で、それだけで疲弊してしまいます。そのため、1週間連続して遠出しなければならなかったときは、3日目にとうとう行けなくなってしまい、ほかの人に替わってもらったこともあるそうです。

このような症状があるため、Cさんには「パニック障害」という診断がついています。

パニック障害は、突然激しい動悸《どうき》や発汗、ふるえ、息苦しさなどを覚え、「このままでは死んでしまう」といった強い不安に襲われる病気です。脳内の神経伝達物質、ノルアドレナリンとセロトニンのバランスが崩れるために起こるとも考えられていて、Cさんもセロトニンを増やす作用のある薬を処方されて飲んでいますが、不安は消えません。

認知が変わってしまっているために、痛みへの不安から離れることができないのです。

痛みがわかれば、天気痛は怖くない

慢性痛のある人は、「突然襲われる強い痛み、すなわち急性化を未然に防ぐこと」「痛みに対する認知を戻すこと」そして、「痛みの元になっている病気を治すこと」という、3段構えの治療が必要です。

天気痛がある人は、急性化のきっかけが天気の変化ですから、

① 天気の変化を察知して、痛みを未然に防ぐこと

② 自分の痛みが天気に左右されていることを知り、痛みをコントロールする方法を身につけ、痛みに対する認知を戻すこと

③ 痛みの元になっている病気を治すこと

という3段構えになります。

そのため、突然出る痛みには鎮痛剤で対処し、痛みの元の病気にはその病気の治療薬を服用しても、痛みに対する認知を戻さなければ、慢性痛がスッキリすることは難しいのです。

この重要性に医師が気づかず、認知を戻す必要があることをきちんと話さないと、患者さ

んはますますつらい状態に追い込まれます。

「こんなに薬を飲んでも痛いのはなぜだろう。なにかほかに原因があるんじゃないだろうか?」と思い、病院を転々としてしまったりするのです。そして、「なにもありませんよ。気のせいじゃありませんか?」などと言われて傷つき、医療不信に陥り、ますます不安に駆られるという悪循環に入り込んでしまいます。

そのようにして私のところにたどりついた患者さんに、「それは天気の影響を受けている、天気痛ですよ」「天気の影響を察知して、痛みをコントロールできるようにしていきましょう」「天気痛だとわかれば、痛みが怖くなくなりますよ」と言うと、「ああ、よかった」とほっとされます。「先生と話しただけで、なんだか痛くなくなった」と言う人もいます。まだ話しただけですから、「痛くなくなった」のは薬や治療の効能ではない、いわばプラセボ効果ですが、プラセボ効果だから無駄だということはありません。それが認知を戻すことにつながればいいのです。

Cさんは、まだスッキリよくなってはいませんが、「私の痛みには天気の影響がたしかにあると思うから、先生が出してくれた薬を飲んで治療を続けていく」と言っています。

つまり、私を信頼してくれたわけで、これが治療の第一歩です。自分の身体が天気の影響を受けていることを知り、天気の変化を見ながら痛みをコントロールし、「大丈夫だった」という経験を増やしていく。

それによって自己効力感が上がれば、「身体を動かしてみよう」とか、「外に出てみよう」という気持ちにもなります。痛みにとらわれてなにもできなかったときとは認知が変わったわけで、こうなればあとは自分の力で回復していくことができます。

第3章

人はこうして「天気痛」になる

１　天気の変化が「ストレス」になる

やはり犯人は「気圧の変化」だった

第３章では、天気痛のメカニズムを見ていきます。

天気痛が起こる仕組みを理解し、正しい知識を身につけることで、天気痛を必要以上に怖がることなく、適切に対処できるようになります。

私が天気痛のメカニズムを解明しようと決意した二十数年前、天気と慢性の痛み、特に気圧と慢性痛の関連については、人による実験も動物実験も、まったく行われていませんでした。そこで私は、気圧の変化によって本当に痛みが増すのかどうかをたしかめるために、まず動物実験を行うことにしました。

使った装置はまえがきに登場した、おばあちゃん２人に入ってもらったチャンバー（低圧・低温環境シミュレーター）です。その中に、後ろ足の関節に炎症を起こして慢性痛のある〝関節炎モデル〟ラットを入れ、気圧の変化によって痛み行動がどう変化するかを見たのです。

図表3-1　低気圧と低温でみられた関節炎ラットの痛み行動の増強

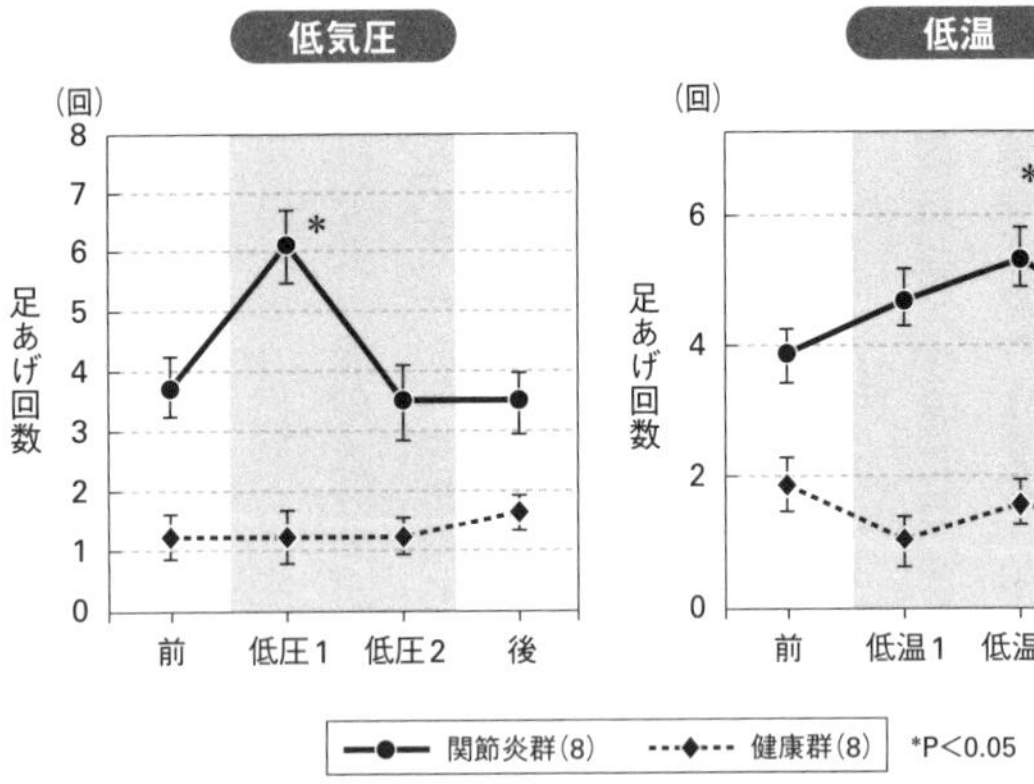

出所：Sato J., et al: Neurosci Lett. 354: 46-49, 2004,を改変

気圧の変化幅はマイナス27ヘクトパスカルです（なぜこんな中途半端な値かというと、当時は気圧の単位に水銀柱〈水銀柱ミリメートル〉が使われていたため。マイナス20水銀柱ミリメートルに設定したところ、後に気圧の単位がヘクトパスカルに変わり、換算すると、20水銀柱ミリメートル≒27ヘクトパスカルというわけです）。

このラットは、痛みを感じると足を上げます。それを利用して、フォンフライヘアという直径0・5ミリのファイバーを、関節炎のある足に下から垂直に押しつけて、足を上げる回数の変化を見るのです。

図表3-1は、●印が関節炎のあるラット8匹の平均、◆印が健康なラット8匹の平均

で、フォンフライヘアを10回押しつけたうち、何回足を上げるかを示しています。健康なラットでも、平均１回程度は足を上げますが、その回数は気圧を下げても変わりません。それに対して関節炎のあるラットは、通常でも４回程度は足を上げますが、気圧を低下させると一気に足上げ回数が６回に増えています（低圧１）。

さらに実験を続けると、不思議なことがわかりました。気圧の低い状態が30分ほど続くと、関節炎モデルラットの足上げ回数が元に戻ったのです（低圧２）。これが、「痛みは気圧が低いと増強するわけではなく、気圧の変化があると増強する」と気づいた最初の実験です。つまりラットは、「気圧が低い」から足上げ回数が増えたわけではなく、「気圧の低下という変化」に反応して、足上げ回数が増えたのです。

私たちは、同じ装置を使って痛みと気温の関係も調べてみました。関節炎のあるラットをチャンバーに入れ、気温をラットの飼育環境温度である22℃から、15℃へと下げたのです。すると、やはり健康なラットでは足上げ回数は変化しませんでしたが、関節炎ラットは平均４回から６回近くへと増えました。低温によって痛みが増強したのです。

ところで、低気圧と低温の２つのグラフを見て、あなたはなにか気がつきませんでしたか？

そう、関節炎モデルラットのグラフが、低気圧では前上がり、低温では後ろ上がりです。

要するに、低気圧の場合は気圧を下げるとすぐに足上げ回数が増えたけれど、低温の場合は徐々に足上げ回数が増えたということ。気温を下げた場合には、気温が低下してもすぐに皮膚温が低下せず、時間が経つにつれて皮膚が徐々に冷えていくため、それにつれて痛みも徐々に強くなっていったと考えられます。

このような結果は、関節に炎症を起こした関節炎モデルラットだけでなく、神経を損傷した〝神経痛モデル〟ラットでも同様でした。さらに、神経痛モデルラットを使って、どの程度の気圧変化で痛みが強くなるか調べてみると、5ヘクトパスカル程度の日常的によくある気圧の低下で、痛みが増強することがわかりました。実際によくある気圧変化の範囲内で、慢性痛の痛みが増強することが、動物実験によって証明されたといっていいでしょう。

人による実験は、第1章で述べた慢性痛の患者さん6人による実験のほかにも、10人程度の患者さんに了承を得て個別に実験をしています。いずれもラットの実験の数年後で、そのうちの一つが**図表3-2**です。

この患者さんは、大工仕事をしていて、誤って左手の人差し指を叩きつぶしてしまいまし

図表３-２　低気圧による天気痛の再現

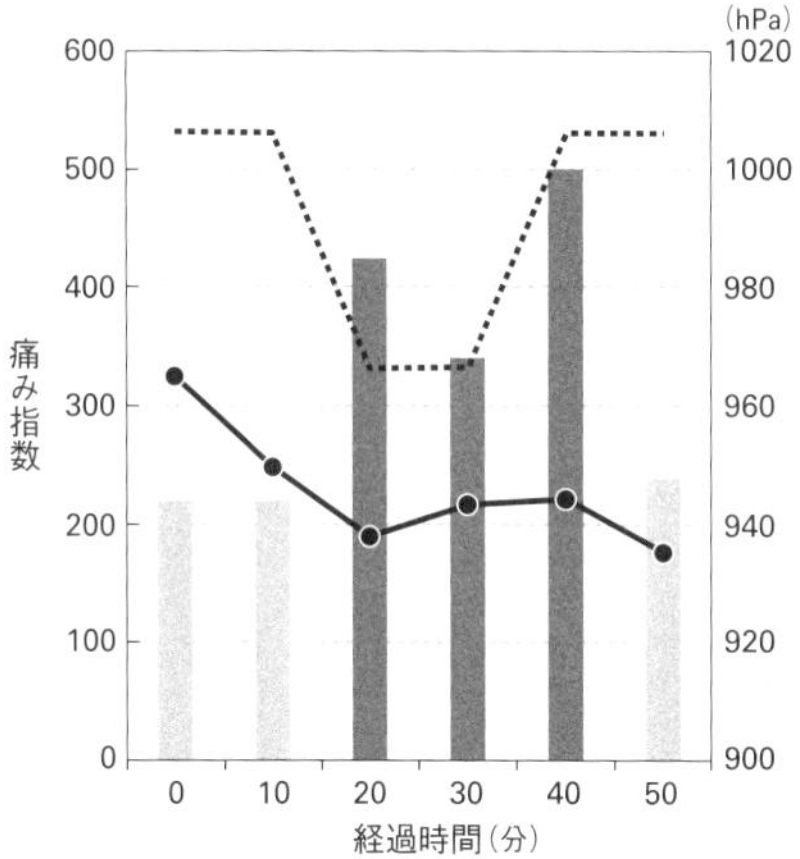

出所：天気変化と痛み Anesthesia Network 15(1)：32-34, 2011

た。すぐ病院に駆け込みましたが、治療が終わってから、左手の痛みと発汗、腕の深部の痛みが出るようになり、雨降りや台風のときにはめまいがして、痛みが悪化するようになりました。この患者さんに、人工的に気圧を変えられる部屋（チャンバー）に入ってもらい、気圧を40ヘクトパスカル下げて、症状が変化するかどうかを見たのです。上のU字型の点線が気圧の変化、棒グラフが痛み指数です（折れ線グラフは後述）。

グラフを見ていただくとわかるとおり、気圧を下げ始めるとじきに、痛みが悪化しました。そして、気圧が下がり切ると痛みは少し治まり、元の気圧に戻すために気圧を上げ始めると、再び痛みが悪化したのです。ラットの実験では、気圧を上げたときには痛みが増強しませんでしたが、人の場合は気圧を上げるときにも痛みが増強しています。

さらにこの患者さんには、そうとは告げずに、気圧を変化させないで同じ時間だけチャンバーに入ってもらう実験もしましたが、この場合は痛みは変化しませんでした。折れ線が、気圧を変化させなかったときの痛み指数です。つまり、「チャンバーに入って気圧を下げる実験を受ける」というプレッシャーだけで、痛みが変化することはありませんでした。患者さんはたしかに気圧の変化を感じ取り、それに反応しているのであり、痛みの変化は〝気のせい〟ではないのです。

なぜグリーン車は、全車両の中央にあるのか？

ところで、天気痛を引き起こすのは、天気の変化だけなのでしょうか？

天気痛の患者さんたちの中には「子どもの頃から乗り物酔いしやすかった」「新幹線や飛行機が苦手」「エレベーターに乗ると気持ちが悪くなる」と言う方が多いようです。それもそのはずで、新幹線や飛行機、エレベーターなどは、大きく気圧が変わる乗り物なのです。

まず、**図表3-3**のグラフを見てください。

図表３-３　新幹線車内の気圧の変化

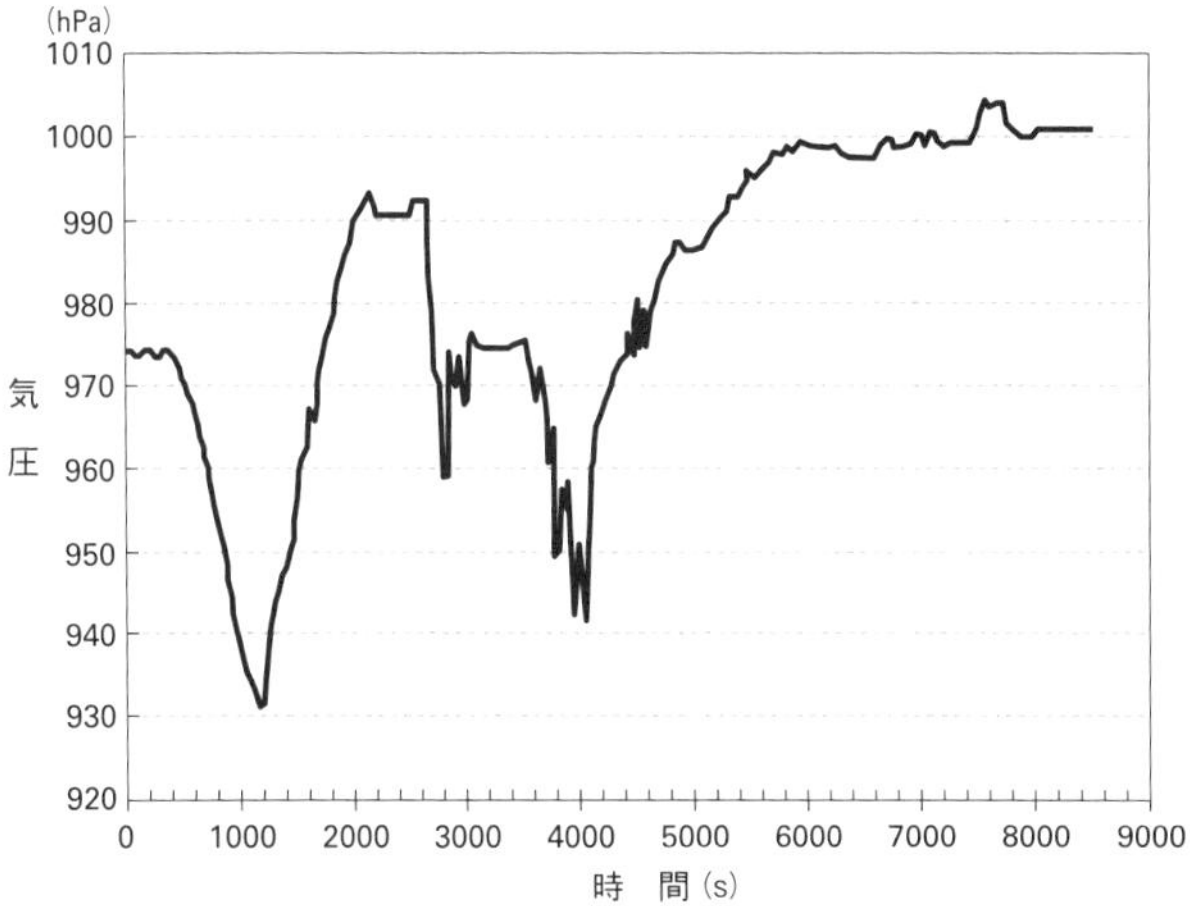

これは、私が実際に小倉から名古屋まで新幹線のぞみ号に乗ったときに測定した、車内の気圧変化です。９０００秒すなわち2時間半の間に、９３０ヘクトパスカルから１００５ヘクトパスカルまで、75ヘクトパスカルというかなり大きな気圧変化が起こっているのがわかります。しかもその変化は、下がって上がり、また下がって上がりと、行ったりきたりを繰り返しています。気圧の変化に弱い人であれば、フラフラになるのは想像に難くないわけですが、なぜこのようなことが起こるのでしょうか？

気圧が大きく変化しているところは、実はトンネルが続いているところです。新幹線は時速３００キロにも及ぶ高速で走っているため、トンネルに入ると中の空気が圧縮されて、先頭には高い圧力がかかります。ところが、列車の走行に伴って、車両とトンネル壁の間の空気は高速で後ろへ移動します。すると、「流体の速度が高くなると圧力は低くなる」という物理の法則によって、気圧が下がるのです。新幹線の車両は完全に密閉されているわけではありませんから、その影響で車内の気圧も下がります。

なかでも特に、博多から私の住む名古屋までの間には、多くのトンネルがあって、連続しているところもあります。そのため、トンネルに入って列車内の気圧が下がり、一瞬トンネルを出たもののまたすぐに入ってさらに気圧が下がり、といったことが繰り返されてしまいます。

私の患者さんのなかには、この新幹線の気圧の変化に耐えられず、私の診察のために自宅から名古屋へ来る際、3回も新幹線を乗り換える人がいるほどです。途中下車して体調が戻るのを待たなくてはならないのです。

さらに、新幹線や飛行機のような高速の移動には、地理的な天気の違いも影響します。

一般的に天気は西から変わるため、東から西へ移動すると、天気の変化を高速で体験することになってしまうのです。たとえば、東京では晴れていたのに、名古屋に来たら雨だったということがあります。新幹線の気圧変化に加え、身体が天気の崩れを予期しないうちに、一気に低気圧の中へ突入してしまうわけで、天気痛の患者さんにとってこれは、相当に苛酷な状況なのです。

ちなみに、グリーン車は16両ある新幹線のちょうど真ん中あたりに連結されています。先に述べたように、先頭車両のあたりでは空気は圧縮されるので、トンネルに入ると気圧は高くなります。一方、後方の車両だと大きく気圧が下がることになるのです。

つまり、新幹線の中で気圧変化が比較的少なくて身体に優しいのは中央あたりの車両ということになります。快適さを追求するグリーン車が真ん中に位置しているのは、気圧変化の面からも納得がいきます。

気圧変化に弱い人は、できるだけ新幹線の中央付近の車両に乗る方がよいといえますね。

どうして飛行機が苦手なのか

では、飛行機の場合は、どうでしょうか？

気圧は上に行けば行くほど低く、エベレスト山頂（８８４８メートル）で０・３気圧程度、飛行機の飛ぶ高度１万メートル付近では０・２気圧程度です。これはほとんど真空に近い状態であり、私たちはその気圧では生きられません。

したがって、機内は気圧を一定に保っているはずです。それなのになぜ、天気痛の人は飛行機が苦手なのでしょうか？

飛行機は、エンジンから抜き取った高温・高圧の空気を、エアコンを通して機内に送り込み、胴体に備えたバルブから機外に排出して、中の気圧を調節しています。このとき、機内を地上と同じ1気圧にすると、外気圧との差があまりにも大きく、機体の中から外に向かって膨大な圧力がかかります。その圧力に耐えられるように部材を厚くすると、機体が重くなり過ぎてしまうのです。そのため飛行機の中は、上空では0・75気圧程度に調節されています。

したがって、上昇時と下降時には、私たちの身体は地上と上空との気圧差、0・25気圧をくぐり抜けなければなりません。地上では、私たちの体内は1気圧に保たれ、外界の気圧と釣り合っています。ところが、飛行機が上昇するにつれて機内の気圧が下がると、身体の内と外で気圧に差ができて、接点にある鼓膜などに圧力がかかります。天気痛のない人でも、飛行機に乗ると耳が詰まったり痛くなったりするのはこのためです。

ただ、将来的には、この気圧差が解消されるかもしれません。天気痛のある人のためというよりは、主に燃費や速度のためですが、軽くて強い素材でできた機体が登場しているのです。たとえばボーイング787は、カーボンファイバーの複合材をメイン素材にしているため、従来のアルミ合金などの金属素材の機体に比べて軽く、中の気圧を高く保てるとのこと。

報道によれば、「従来の飛行機の場合、巡航時の機内の気圧は富士山の5合目の高さに相当する2400メートル前後と同程度。ところが787の場合、3合目の1800メートル前後の気圧まで高められている」とのことです（「マイナビニュース」2012年1月31日）。標高2400メートルが0・75気圧程度、1800メートルが0・8気圧程度ですから、0・05気圧、換算すると約50ヘクトパスカルの差があるわけです。この値は、地上との気圧差の解消とまではいかないものの、天気痛のある人にとっては大きな違いです。

ちなみに、私も先日オーストラリアに行ったのですが、そのときの羽田―シドニー間の機体が787でした。たしかに、これまでの長距離便に比べて耳への負担感が小さく、気圧の変化が少ないことを実感しました。

日常生活も気圧変化だらけ

気圧の変化を生じるのは、新幹線や飛行機だけではありません。エレベーターやロープウエーなどは高低差によって気圧が変化しますし、地下鉄は狭いトンネルの中を走っているために、流体の物理法則によって気圧が変化します。東京ドームのような、中の気圧を高めて屋根膜を支えている建物も、出入りするときに気圧が変化します。

都会では、自宅がマンションの10階で、電車と地下鉄を乗り継いで通勤し、会社がビルの20階にある、といった生活をしている人もいます。

気圧の変化を1日に何回も体験せざるを得ないわけで、天気痛があるととても大変です。私の患者さんのなかにも、天気痛外来のある10階まで来るのがつらく、エレベーターを降りたとたん、倒れてしまう人が何人もいました。今は外来が3階になって、しかもエスカレーターで来られますので、「すごく楽になりました」と患者さんたちに言われています。

話が逸れましたが、要するに、乗り物には気圧の変化を伴うものがかなりあるということ。そのため、乗り物酔いする人のなかには、揺れや加速・減速によってというよりは、気圧の変化によってめまいや吐き気などの症状が出てしまう人が、相当数いるのではないかと考えられるのです。

気圧の変化が交感神経を興奮させる

気圧や気温の低下という気象要素の変化によって、たしかに痛みが増強することはわかりました。けれども問題は、そのメカニズムです。いったいなぜ、天気の変化によって痛みが増強するのでしょうか？

私は、痛みの増強には「自律神経」のストレス反応が関わっていて、天気の変化によってそのストレス反応が引き起こされると考えています。そこでまず、自律神経のストレス反応とは、いったいどのような仕組みなのかを見ていきましょう。

自律神経とは、「自分の意思とは無関係に、身体の機能を自動的に調節する神経」です。

自律神経には「交感神経」と「副交感神経」があり、交感神経が心身を緊張させる方向へ、副交感神経が心身をリラックスさせる方向へと、相反する働きをしていることをご存知の方も多いでしょう。交感神経の働きが強くなると副交感神経の働きが弱くなり、副交感神経の働きが強くなると交感神経の働きが弱くなって、体液や内臓各器官の機能を調節し、「ホメオスタシス」を保っているのです。

ホメオスタシスとは、日本語では「恒常性」といい、外部環境が変わっても身体が常に一定の状態を保つ機能をさします。たとえば、私たちは暑いときも寒いときも一定の体温を保っていますが、これもホメオスタシスです。

気温が上がると、自律神経が働いて血管を拡張させ、血液の循環によって身体内部の熱を体表面に運び、放出します。同時に、汗をかいて気化熱で体表面を冷やします。

寒いときには、自律神経が働いて血管が収縮し、体表面から熱が逃げないようにします。そして筋肉を震わせて、熱を作ります。

このようにして私たちは、暑い夏にも寒い冬にも、体温を一定に保つことができるのです。

「ストレス」と「ストレス反応」

このとき、自律神経をスイッチするのが「ストレス」です。体温の例でいえば、暑さや寒さがストレスとなって、自律神経の回路を切り替えるのです。

ストレスには、気圧、気温、湿度などの「物理的（環境）ストレス」、酸素や薬物などの「化学的ストレス」、炎症や感染などの「生物的ストレス」、緊張や不安などの「心理的ストレス」があります。「ストレス」というと、心理的ストレスを思い浮かべる人が多いと思いますが、それだけがストレスではないのです。

そもそも、ストレスとは材料物理学の用語で、外から力が加わったとき、それに応じて内部に生じる力（応力）を意味します。医学的には、生体のホメオスタシスを乱すような外部からの刺激を「ストレッサー」、ストレッサーによって引き起こされた反応を「ストレス」と呼びます。ただ、今は外からの刺激も、それに応じて生じる反応も、ともに「ストレス」といわれることが多くなっていますので、本書では「ストレッサー」を「ストレス」、「ストレス」を「ストレス反応」と言い換えています。

これらのストレスは、たとえていうならば、ボールを押す力です。押されたとき、中からグーッと押し返す力、これがストレス反応です。

ホメオスタシスを保つには、外界からのストレスを押し返す力が必要ですが、押し返す力を保つには、ある程度のストレスが必要です。具体例を挙げると、暑い夏に汗をたくさんかいたりして上手に身体を冷やすには、暑さを経験することが必要です。ストレスのない状態、たとえば子どもの頃からずっとエアコンの効いた環境で暮らしていると、暑くても自力で身体を冷やすことができにくくなってしまいます。

ストレスのないところではストレス反応が起こらないため、自律神経を切り替える必要がありません。そのため、必要なときにも自律神経の切り替えがうまくいかず、ストレスに対処できなくなってしまうのです。その意味で、ストレスは決して〝悪者〟ではありませんし、ストレスを受けたとき身体がそれに反応すること自体は正常なのです。

天気の変化が自律神経のストレス反応を引き起こしていた

さて、私たちの身体に自律神経のストレス反応が備わっていることはわかりましたが、天気の変化、特に気圧の変化は本当に、自律神経にストレス反応を起こさせるのでしょうか？それをたしかめるために、私たちは再びラットで実験をすることにしました。

ここで問題になるのは、自律神経の反応を、どうやって検出するかです。

まず、自律神経のうち、交感神経と副交感神経のどちらの反応を見るかですが、ストレスを受けたとき、興奮して活発に働き出すのは交感神経です。したがって、交感神経が興奮したかどうかを見れば、気圧の変化がストレス反応を引き起こしたかどうかがわかります。では、どうやって交感神経の興奮度合いを計ればいいのか。

実は、これが難しいのです。交感神経に針を刺して興奮の度合いを電気的に計ろうとすると、バリバリ音がして興奮していることはわかるのですが、うまく記録するには大がかりな装置が必要になります。そこで私たちは、交感神経の興奮を直接計るのではなく、交感神経

図表３-４　低気圧によるラットの血圧・心拍の増加

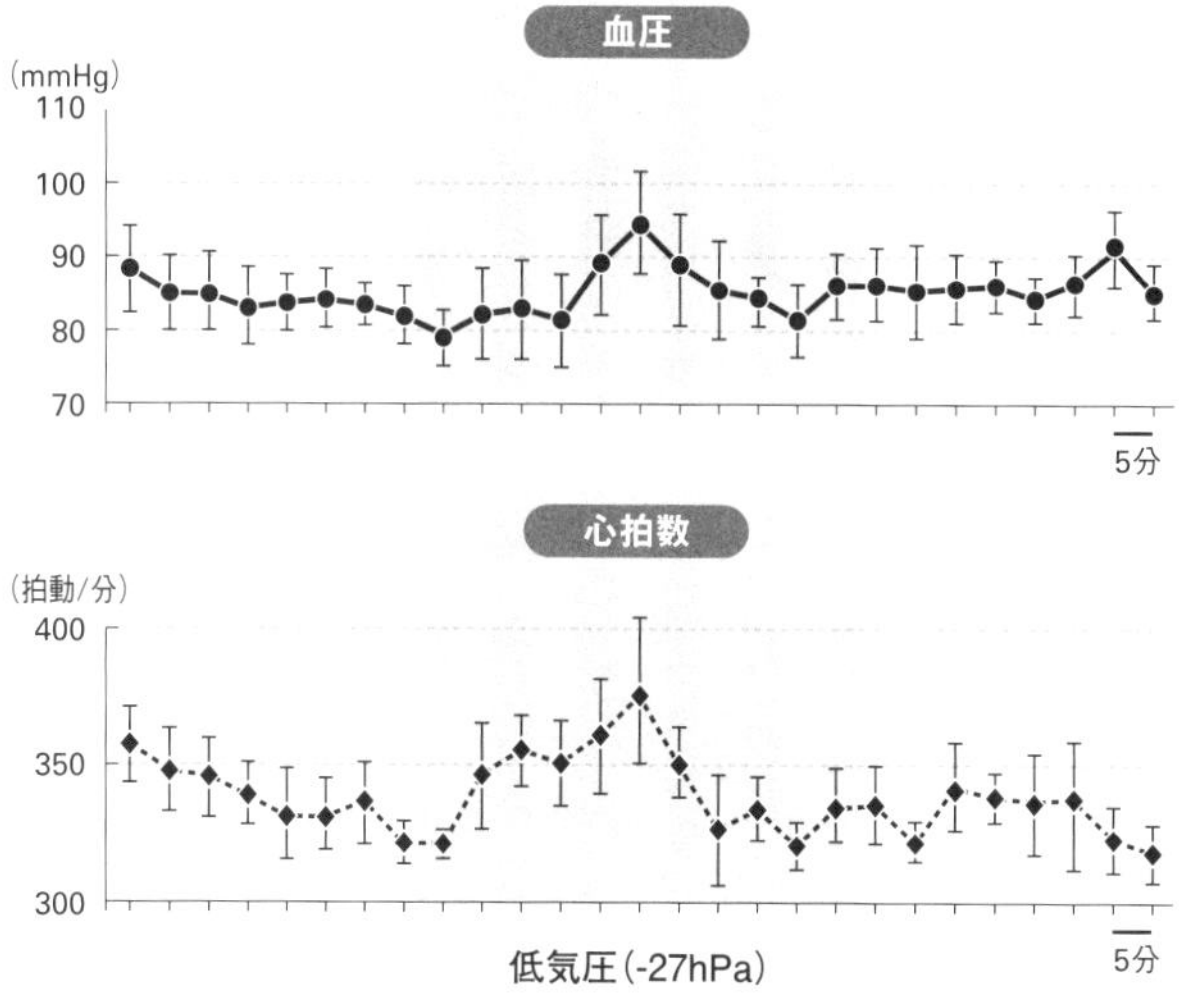

出所：Sato J, et al. Neuroscience Letters 299 (1-2): 17-20, 2001, を改変

が興奮すると起こる現象、「血圧の上昇」や「心拍数の上昇」を計ることにしました。その結果が、**図表３-４**のグラフです。

健康なラットに、血圧と心拍数を連続的に測定できるセンサーをつけ、チャンバーに入れて、気圧を27ヘクトパスカル下げました。すると、血圧、心拍数ともに徐々に上昇し、気圧を下げてから30分ほどでピークに達し、その後は徐々に下がって元に戻ったのです。気圧の低下によって、交感神経が興奮してストレス反応が起こったことがわかります。

私たちは、気温の変化についても同

図表3-5　低温によるラットの血圧・心拍数の増加

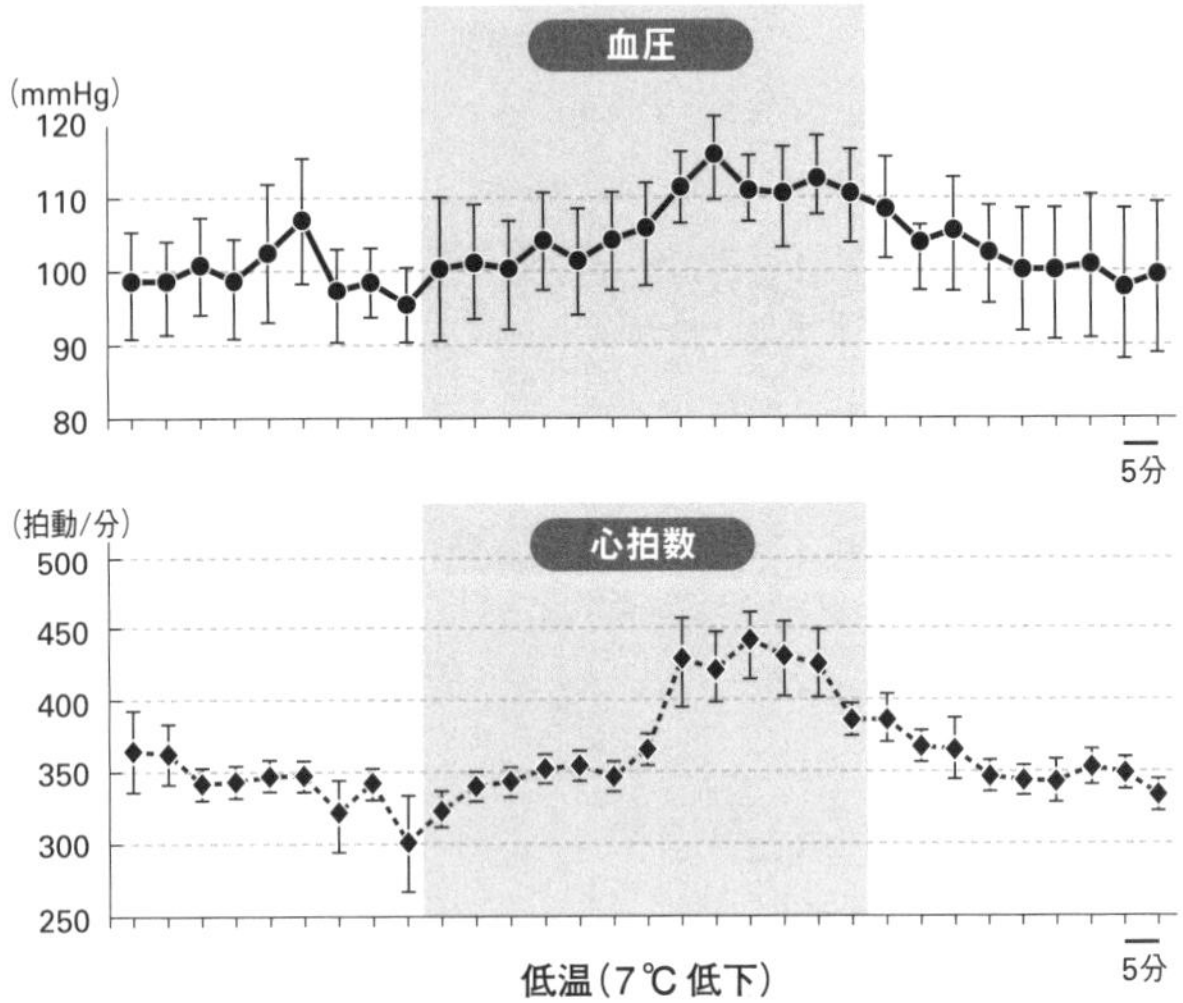

出所：Sato J, et al. Experimental Barin Research 133：442-449, 2000, を改変

様に実験してみました。それが**図表3-5**のグラフです。気温を下げていくと、気圧を低下させたときよりは遅いタイミングで、血圧、心拍数ともに上昇しています。このことは、気圧や気温という気象要素の変化が、自律神経のストレス反応を引き起こすことを証明していると同時に、交感神経の興奮が痛みの増強と関連していることも示唆しています。

なぜならば、痛みが「気圧の低下」に対しては素早く、「気温の低下」に対してはゆっくり増強したのと同様のことが、交感神経の興奮についても起こっているからです。慢性痛モデルラット（関節炎モデルラットと神経痛モデルラット）を使って、気圧と気温の変化で痛みが増強するかどうかを見たときも、気圧の低下に対しては素早く、気温の低下に対してはゆっくりと、痛みが増強しました。気圧と気温に対する、交感神経の興奮も同様です。つまり、痛みと交感神経の活動は、シンクロしているのです。

そこで、痛みと交感神経の関連を見るために、私たちはもう一つ実験を行いました。まず、慢性痛モデルラットで、それぞれ関節炎と神経痛のある足に分布する交感神経を、外科的に取り除きます。その上でラットをチャンバーに入れ、気圧を低下させて足上げ回数を見たのです。

すると、どうなったと思いますか？　そう、やはり足上げ回数は増えませんでした。交感神経を切除すると、足上げ回数、すなわち痛み行動が増えないということは、交感神経が痛みの増強に関連している証拠でしょう。

これらの実験結果から、痛みの増強には交感神経の興奮、すなわち自律神経のストレス反応が関わっていて、天気の変化がそのストレス反応を引き起こしていた、ということがわかったわけです。

2　慢性痛とストレスの関係

慢性痛がストレスで増強するのはなぜ？

天気の変化によって自律神経のストレス反応が起こり、交感神経が興奮することはわかりました。交感神経と痛みが関連していることもわかりました。

では、交感神経が興奮すると、なぜ痛みが増強するのでしょうか？

実は、ストレスを受けて交感神経が興奮したとき、慢性痛は増強することが多いものの、急性痛は抑制されることがあります。つまり、急性の痛みは感じなくなるということです。

たとえば、地震や火事が起こったとき。逃げる途中で足をくじいても、私たちは痛みを感じずに逃げ続けます。火事場の馬鹿力ではありませんが、これは「ストレス誘発鎮痛」と呼ばれる現象で、強いストレスを受けたときには、ストレス反応として痛みを抑える物質が分泌され、痛みを感じなくなるのです。

ではなぜ、慢性痛はストレスを受けると増強するのでしょうか。交感神経と慢性痛は、どう関わっているのでしょうか？　そこには主に二つのルートがあります。

まず一つ目は、ストレスによって交感神経が興奮し、血管が収縮して血行が悪くなり、痛みが生じるというルートです。

もともと痛みには、交感神経を興奮させて血管を収縮させたり、筋肉を緊張させたりする作用があります。痛みがあると、血管が収縮し、血行が悪くなって酸素や栄養素が不足し、痛みを引き起こす生理物質が発生するのです。

ところが、この生理物質には血管を収縮させる作用があるため、さらに血管が収縮し、その結果さらに血行が悪くなり、また痛み物質が発生するという悪循環が起こります。

ここに外界からストレスがかかると、交感神経がますます興奮して血管の収縮が強まり、悪循環を増強してしまいます。あるいは、慢性痛が小康状態だった場合には、自律神経を切り替えて交感神経を興奮させ、悪循環のサイクルを発動させてしまいます。そのため、痛みが治まっていた患者さんが、天気の崩れというストレスによって、急に痛みを発症してしまったりするのです。

交感神経が直接神経に作用するケースも

二つ目は、交感神経が痛みの神経に直接作用して、痛みが生じるというルートです。本来ならば、交感神経が直接痛みの神経に作用することはありません。もしもそのような状態であれば、交感神経を刺激するストレスすべてを、私たちは痛みと感じてしまいます。そのため通常は、交感神経と痛みの神経は別々に働いていて、交わることはありません。ところが慢性痛があると、交感神経と痛みの神経の間に連絡が生じてしまうことがあるのです。

この、「慢性痛があると、交感神経と痛みの神経の間に連絡が生じる」という事実は、私がまだ駆け出しの研究者だった頃、留学したアメリカの大学で発見しました。当時は、

「慢性痛のある患者さんは、ストレスで痛みが増強することがある」

けれども、

「交感神経と痛みの神経は別々に存在している。ならば、脳のあたりでなにかが起こっているのではないか」

と考えられていて、さまざまな実験が行われていました。

しかし、誰もそれを解明することができなかったのです。

そこで、留学先のノースカロライナ大学の恩師、エドワード・パール教授が私に与えたテーマは、「ストレスによって交感神経が興奮すると、なぜ慢性の痛みが悪化するのか、明らかにせよ」というものでした。教授はさらに、交感神経と痛みの神経になんらかの連絡がで

きるのかもしれないと、私に示唆しました。

ウサギの耳を傷つけてわかったこと

そこで私はまず、ウサギを使って神経痛モデルを作ることにしました。というのは、ウサギの耳（耳介といいます）は大きくて薄いため、血管や神経の状態を調べるのに適しているからです。その耳介神経を軽く傷つけ、その状態で最長１４８日まで飼育して、ウサギを慢性の神経痛にします。その上で、痛みの神経の状態を電気的に記録しながら、首にある交感神経に電流を流したのです。

すると、本来ならば交感神経とつながっていないため、反応しないはずの痛みの神経が、バリバリッと興奮したのです。当然ながら、健康なウサギに同じ実験をしても、このような反応は起こりません。

つまり、神経が損傷されてある程度時間が経つと、交感神経と痛みの神経の間に、本来ないはずの連絡が生じることが、わかったわけです。この現象をさらに詳しく調べてみると、もともとは血管の表面に分布している交感神経が枝を伸ばし、痛みの神経にくっついて「シナプス」を形成していることがわかりました。シナプスとは、神経細胞同士、あるいは神経細胞と筋線維の間などに作られる構造で、化学物質やイオンなどを授受することで情報を伝達しています。

交感神経の場合は、興奮するとノルアドレナリンなどの神経伝達物質を放出して、「ストレスを受けた」という情報を伝えます。けれども、痛みの神経にはノルアドレナリンを受け取る構造（受容体）がありませんから、いくら交感神経が興奮しても、その興奮は伝わりません。だから、健康なウサギにノルアドレナリンを投与しても、痛みの神経は興奮しないのです。

ところが神経痛モデルウサギは、交感神経が興奮すると、痛みの神経も興奮します。いったいなぜか？　それを調べてみると、痛みの神経に、本来あるはずのないアドレナリン受容体（ノルアドレナリンを受け取る）があったのです。

つまり慢性痛があると、痛みの神経にアドレナリン受容体ができて、交感神経の発する情報を受け取るようになる。まさにこれが、ストレスを受けたとき、交感神経の興奮によって痛みが生じるメカニズムだったのです。私はこの痛みを、「交感神経依存性疼痛」と名つけました。

同様の変化は、炎症モデルラットでも起こることを、私は後に確認しました。が、なんのためにこのような、いわば無用な連絡が起こるかは、いまだによくわかっていません。ただ、痛みは人にとって警報ですから、もしかしたら、なんらかの警報を発するためかもしれません。交感神経は、「ずーっとストレスがある、危険、危険！」と、脳に伝えようとしているのかもしれないのです。

交感神経は、本当は弛緩している!?

ところで、ここまで読んであなたは、「そうか、慢性痛のある人は、いつも交感神経が興奮しているんだ」と思いませんでしたか？　慢性の炎症などによるストレスがずっと続いているから、交感神経がいつも興奮していて、ノルアドレナリンをたくさん放出しているのだ、と。

実は、そう考えて調べた人がいるのです。慢性痛のある箇所ではいつも交感神経が興奮しているなら、そこにはノルアドレナリンがたくさんあるはずだ、と。その結果は、どうだったでしょうか？

意外なことに、慢性痛のある箇所の方が、健常なところよりもノルアドレナリンが少なかったのです。それで、交感神経の活動を調べたら、実際に活動がすごく弱かったのです。

そのため一時は、このようなネットワークができること自体は、痛みのメカニズムと関係ないのではないか、という議論が起こったほどです。でも、そうではありませんでした。

交感神経の活動が弱いのに痛みが出るのは、アドレナリン受容体が、ものすごくたくさんできていたからだったのです。交感神経の活動が弱く、ノルアドレナリンの放出量が少ないため、受容体の方が「おかしい」「変だ」と感じて数を増やし、ちょっとでも放出されたらすぐキャッチできるように、態勢を整えていたというわけです。

このように、交感神経の活動が弱まっているのに、それを補填する仕組みによってノルアドレナリンを受け取る側が興奮しやすくなっていることを「脱交感神経性興奮」と呼びます。この仕組みは交感神経と血管の間では知られていましたが、私とパール教授は痛みの神経にも発生するという仮説を提唱したのです。そして、後にこの説が正しいと、多くの研究者の追試実験によって証明されました。

交感神経の活動が弱まっているということは、ストレスにきちんと反応できないということでもあります。ストレスがかかったとき、しっかりストレス反応を起こしてストレスに対処し、ホメオスタシスを維持することが、生体にとっては非常に重要です。ところが慢性痛があると、やがて交感神経がうまく働かなくなって、ストレスにうまく対処できなくなってしまうのです。

天気痛のある人も、交感神経の活動が弱まっていると考えられます。実際、天気痛の患者さんのなかには、「交感神経ブロック」の効かない人がかなりいます。「交感神経ブロック」とは、局所麻酔をかけることで、交感神経の興奮がそこから先へ伝わらないようにする治療法です。

したがって、交感神経が興奮することで痛みが出ているならば、効果があるはずなのです。効果がないということは、交感神経は興奮しているのではなく、むしろ弛緩しているということです。

あるいは、以前は交感神経ブロックが効いたけれど、だんだん効かなくなってきて、今はまったく効かない、という人もいます。病気にもステージがありますから、初めのうちは交感神経が興奮して痛みが出ていたのが、ある時期を過ぎたら交感神経の活動が弱まって、脱交感神経性興奮に変わったのかもしれません。

天気の変化というストレスを受けたとき、単に交感神経が興奮して痛みが出るのであれば、興奮を抑え込めばいいわけです。ところが、そう単純ではないところに、天気痛の難しさがあります。

疼痛生理学＋環境生理学＋臨床医学＝「天気痛」

ここで、私がなぜ天気痛の研究と治療に取り組むようになったか、これまでの経緯を簡単にお話しししておきましょう。

もともと私は、学部生時代から生理学に興味があり、その研究者になりたいと思っていました。生理学とは、生命現象を機能面から研究する学問で、基礎生理学と応用生理学があります。基礎生理学には、ホルモンなどの内分泌機能を研究する内分泌生理学、神経の機能を研究する神経生理学、大脳の機能を研究する大脳生理学などがあります。応用生理学は、環境や人間の行動が生理機能に及ぼす変化などを研究する学問で、運動の影響を研究する運動生理学、宇宙環境の影響を研究する宇宙生理学、暑さや寒さの影響を研究する暑熱・寒冷生理学などがあります。

それらのなかでも私は応用生理学、特に高山や極地、宇宙空間などの苛酷な環境が生体に及ぼす影響に興味があり、「高所生理学」の研究をしたいと思っていました。高い山に登ると、高山病になって頭痛や肺水腫を起こすことがありますが、どのようなメカニズムでそうなるのか、どう対処すればいいのか、といったことを研究したいと考えていたのです。

そこで、そのように希望して名古屋大学の大学院に入ったのですが、入った研究室の教授は「疼痛生理学」の研究者だったのです。なんとも、リサーチが甘かったわけですが……。結果としてこれが、今の私を作る元になったのですから、人生はわかりません。

当時、まだ25歳で怖いもの知らずだった私は、疼痛生理学の大家である恩師・熊澤孝朗教授に「なにを研究したい？」と聞かれ、「高所生理学をやりたい」と、臆面もなく答えていました。今思えば冷や汗ものですが、熊澤教授は「やってもいいけれど、難しいよ」と、懐深く言ってくれました。高所生理学のようなジャンルは、さまざまな要素が影響し合って生体機能に変化が現れるため、結果が曖昧になってしまうことが多く、研究が難しいのです。

さらに熊澤教授は、名古屋大学の環境医学研究所で「低圧・低温環境シミュレーター」を使ったプロジェクトがあるから、それをやるようにとも言ってくれました。高山病の仕組みには、自律神経や痛みの神経が関係しているかもしれないから、とのことでした。この低圧・低温環境シミュレーターが、「はじめに」にも登場したチャンバーです。

このようにして私は、高所生理学も含めた環境生理学にも目を配りつつ、疼痛生理学の研究者人生をスタートしたのです。

医学雑誌「サイエンス」に掲載

25歳から29歳までの4年間を熊澤教授のもとで過ごし、博士号を取得して、私はノースカロライナ大学のパール教授のもとに留学しました。そこで「慢性痛があると、交感神経と痛みの神経の間に異常な連絡が生じる」ことを明らかにした経緯は、先に述べた通りです。

この研究成果は、パール教授の尽力によってアメリカの著名な医学雑誌「サイエンス」に掲載され、話題になりました。とてもありがたく、誇らしいことでした。

パール教授のもとで4年間、慢性痛と自律神経の研究を行い、慢性痛研究のやりがいに目覚めた私は、帰国後は名古屋大学に戻って研究を続けました。基礎研究を続けたわけですが、慢性痛のある患者さんを実際に診たいという思いが、しだいに大きくなっていきました。「慢性痛を学ぶにはもっと患者さんを診るべきだし、研究成果は患者さんの治療に活かせてこそではないか」と思ったのです。

そこで、名古屋市立大学の先生にお願いして、週に1回外来診療を見学させてもらうことにしました。臨床現場に立ち会わせてもらったのです。すると、慢性痛のある患者さんたちが、しばしば天気の話をすることに気づきました。「雨が降ると膝が痛くなる」とか、「梅雨時には手術痕が痛む」といった言葉を聞いて、とても不思議な感じがしました。と同時に、しばらく遠ざかっていた環境医学への思いが、私のなかに蘇《よみがえ》ったのです。

高い山や極地という苛酷な環境でなくても、雨降り程度の日常的な環境変化の影響を受けて、痛みが出る患者さんがいる。ただ、その現象を述べただけでは、「気のせいだ」とか「迷信だ」とか言われて終わるのがオチだろう。いったいどんなメカニズムで痛みが出て、どうすればそれを治せるのか、科学的な裏づけが必要だ。これほど多くの患者さんが天気の変化に悩まされているなら、ぜひともそれを研究するべきではないか——と思ったのです。

そんな思いを、私は環境医学研究所の仲間たちに話すようになっていました。そこへ、テレビ局から問い合わせがあったのです。当時はインターネットもなにもありませんでしたから、電話帳を調べて「名古屋大学に環境医学研究所というのがあるぞ。ここなら〝梅雨時に古傷が痛む〟が本当かどうか、たしかめられるのではないか」と思ったテレビスタッフが、電話をかけてきたのです。電話を受けた先生が、「私はそういう研究をしていないけれど、興味を持っている人間がいますよ」と言って、私に話が回ってきました。そして実施したのが、本書の「はじめに」で述べた実験だったのです。

前述の通り、結果は、「気圧を下げて湿度を上げたところ、慢性痛の症状が悪化した」というものでした。が、その原因を尋ねられて答えることができず、私はとても悔しい思いをすると同時に、そのメカニズムを突き止めようと、決意を新たにしたのです。

そして、臨床の現場で感じた疑問を、これまでに培った基礎研究の手法によって確認し、ひとつひとつメカニズムを明らかにしていきました。

このようにして私は、疼痛生理学の研究者から、「天気痛」の研究者兼臨床医へと、進んできました。これまで誰もやらなかった、疼痛生理学と環境生理学の、しかも基礎研究と臨床医学という、異なる領域にまたがる仕事をすることになったのです。

３　私たちは、天気をどうやって感じるのか？

「気圧をどこで感じるか」問題

天気痛のメカニズムには、交感神経が大きく関わっていることがわかりました。が、まだわからないことがあります。そもそも天気の変化を、私たちはいったいどこで感じるかです。温度や湿度は皮膚にセンサーのあることが、さまざまな研究によってわかっています。ところが気圧は、どこにセンサーがあるか、私たちが研究するまで誰も研究していませんでした。

そこで私は、私の研究室に来て実験をしてくれていた学生たちに、「この問題を、どうやったら解決できるか考えてほしい」と頼んだのです。すると彼らは一晩考えて、

「気圧のセンサーがあるのは耳じゃないでしょうか。気圧が変わると耳が詰まったような感じになりますし、メニエール病など耳の病気のある人は、天気の変わり目で症状が悪化することがあるようです。耳の可能性が高いと思います」

と、言ってくれました。

そこで私たちはまず、坐骨神経痛を起こさせた慢性痛モデルラットの耳の奥、内耳を薬で

図表3-6　内耳破壊による慢性痛ラットの痛み行動増強の消失

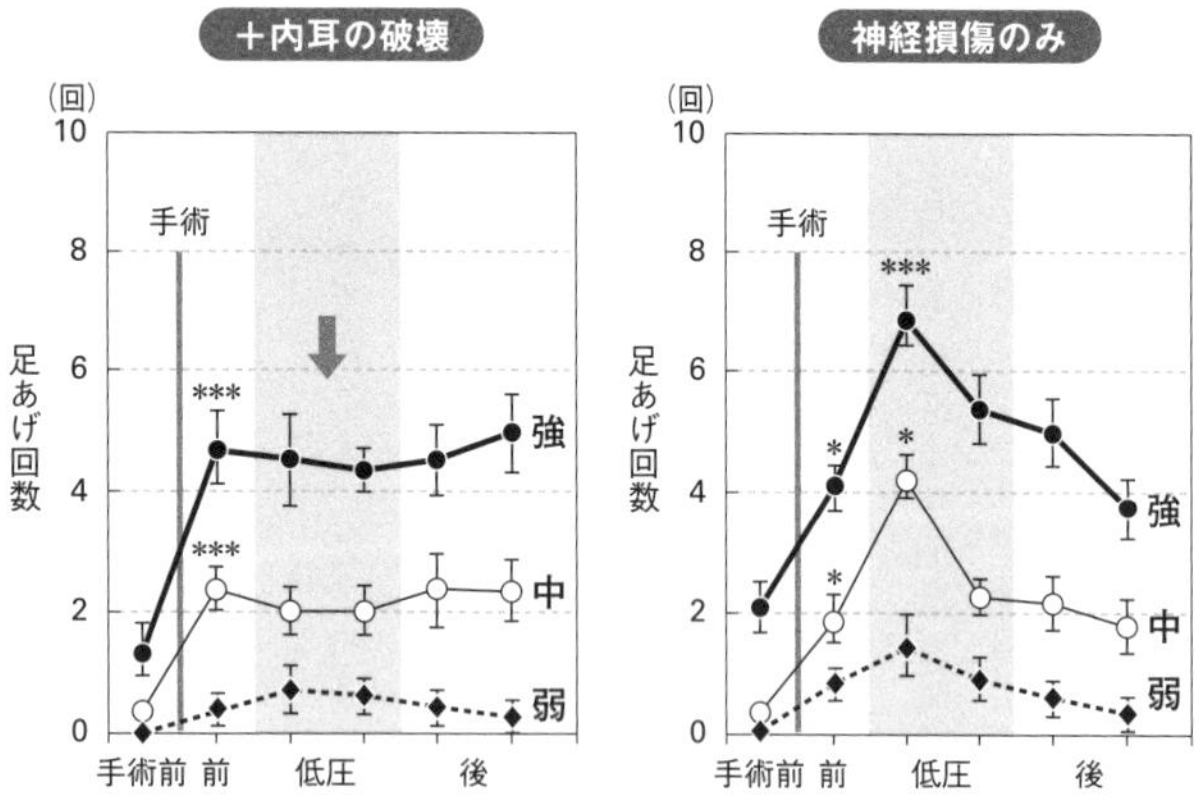

出所：Funakubo M, et al. European Journal of Pain 14(1): 32-39, 2010. を改変

破壊して、気圧の変化で痛みが変わるかどうかを調べることにしました。

その前に、比較のために内耳を破壊していない慢性痛モデルラットで、実験をしました。**図表3-6右**「神経損傷のみ」のグラフを見てください。この図は「強・中・弱」の3種類の強さのフォンフライヘア（ファイバー）で足を下から押したときに、何回足を上げたかを示しています。縦軸に足上げの回数を示していて、上に行くほど回数が多くなっています。横軸は実験経過を表していて、左から手術前に1回（手術前）、低気圧に曝露する前に1回（前）、低気圧中（グレーの範囲）に2回（低圧）、低気圧後に2回（後）、全部で6回測定しています。「手術」とは、坐骨神経痛を起こさせるための手術です。

「手術前」には、ラットの足上げ回数の平均は、弱と中では10回中0回、強で2回でした。つまり、このグループのラットは、いちばん強い刺激に対して平均で2回足を上げた、すなわち10回の刺激のうち2回だけ痛みを感じたことになります。それが、手術後の低気圧に曝露する前では足上げ回数が弱は1回、中は2回、強が4回に増えました。つまり坐骨神経を傷つける手術を受けたことで慢性痛になったため、手術前には痛みを感じなかった弱の刺激と中の刺激でも痛みを感じるようになったわけです。その上、強の刺激に対しては2回から4回に増えていますので、もともと痛みを感じる刺激に対しても、さらに痛みが強くなったことがわかります。

さて、気圧を下げると、この痛みはどうなったかを見てみましょう。

「低圧」の1回目の数値では、弱は2回、中は4回、強は7回にまで増えています。慢性痛のあるラットは、刺激の強さにかかわらず、気圧を下げると痛みが増強していることがわかります。そして痛みの強さは「低圧」の2回目には小さくなり、気圧を元に戻すと効果は消えていきます（後の2回）。

次に、「＋内耳の破壊」の図を見てください。図の見方は左側の図と同じです。こちらは

「手術」で坐骨神経痛を起こさせると同時に、内耳を破壊する処置をしています。手術前には、ラットの足上げ回数は平均して、弱と中では10回中0回、強で2回でした。手術後は、弱は1回、中は2回、強が4回に増えました。ここまでは、左側の図で示す内耳を破壊していないラットと同様です。

ところが、内耳を破壊したラットは、気圧を下げても足上げ回数が増えなかったのです。気圧を下げる前とほぼ同じ回数のまま推移しているのが、図から見て取れると思います。このことから推測できるのは、内耳を破壊すると気圧の変化を感じなくなるのではないか、ということ。すなわち、気圧の変化によって痛みが増強する仕組みには、内耳が関わっているということです。

そこで私たちはさらに、内耳と脳をつなぐ「前庭神経」という神経の活動が、気圧の変化によって変わるかどうかを調べることにしました。気圧の変化によって前庭神経の活動が活発になれば、気圧の変化を感じているのはやはり内耳で、その情報が前庭神経を通って脳に伝達されている、といえるのではないでしょうか。

実験は、前庭神経の脳側のつけ根、脳幹部にある「前庭神経核細胞」に電極を刺し、気圧を下げながら、興奮度合いを電気的に計る方法で行いました。前庭神経は何千本という細い神経線維が束になっているのですが、この方法を使えば、そのなかの1本の興奮活動を見ることができます。神経線維が興奮すると一定時間内の放電回数が増えるため、その回数を記録しながら気圧を下げていくと、興奮度合いが計れるのです。

結果は予想通り、気圧を下げていくと放電回数が増える神経線維が全体の約2割存在しました。気圧低下によって前庭神経が興奮することが証明できたわけで、外界と神経の間にある内耳に、気圧のセンサーがあることの有力な根拠になります。

脳曰《いわ》く「ああ、前庭神経君、きみが反応しているのか」

ところで、前庭神経は「回転刺激」に反応する神経でもあります。身体が回転したり傾いたりしていることを脳に伝える神経が、気圧の変化も脳に伝えているのです。

脳にしてみたら、「ああ、前庭神経君、きみが反応しているのか。じゃあ、身体が回っているんだね」と、思うわけです。ところが、目からは回っているという信号がありません。目は「回ってませんけど」と、言うわけです。そのため脳は、「えっ。耳は回っているって言うのに、目は回ってないって言うの？　あれれ、おかしいね、どっち？」と、混乱してしまいます。

この混乱が、本当は回転していないのに回転しているように感じてめまいを引き起こしたり、交感神経を過度に興奮させて痛みを誘発してしまったりするのではないか、と考えられるのです。実際に、天気痛のある患者さんのなかには、痛みが出る前にめまいを感じる人が大勢います。また、耳は「回転している」というのに目は「回転していない」という外界からの混乱した情報は、大きなストレスになります。天気痛のある人のなかには、交感神経の活動が弱まっている人が相当数いると考えられますが、「混乱した情報」という大きなストレスがかかることで、交感神経の活動が一気に高まって強い痛みが出る、といったことも考えられるのです。

では、天気痛のない人も気圧の変化を感じているはずなのに、めまいがしないのはなぜでしょうか？　そこには、脳の情報判断と内耳の敏感さが関わっていると考えられます。脳は、神経を伝わってくる信号の強さやパターンを解析して、「これは気圧の変化」「これは回転」と、判断していると考えられるのです。

実は、前庭神経のように、複数の刺激に反応してしまう神経は意外にたくさんあります。このような〝未分化〟な神経は、進化の過程からいえば、古くからあるものですが、淘汰されずに残って働き続けています。そのため脳は、未分化な神経から送られた信号がなにを意味するのか、判断しなければなりません。

いったいどうやって、判断する方法を見つけるのでしょうか？

そう、それは経験による学習です。

子どもが熱いものに触るとヤケドすることを経験によって学習するように、脳も学習します。たとえば、神経の興奮度合いの強さ、すなわち神経を伝わってくる電気信号の強さによって、「この強さだったら回転刺激」「この強さだったら気圧の変化」などと学習しているのかもしれません。あるいは、神経を伝わる信号をパターン解析して、「一気にバラララララとなったら気圧」「パン、パパン、パン、パパンというリズムだったら回転刺激」、などと学習しているのかもしれません。天気痛のある人は、なんらかの理由で内耳が敏感になるなどして、いったん学習した強さやパターンと違う信号を、脳に送るようになってしまったのかもしれないのです。

皮膚感覚に関しては、「脳は皮膚の特定の神経細胞が発する信号を、パターン解析しているのではないか」という考えが1950年代からあって、それをずっと研究し続けている研究者もいます。気圧や内耳に関しては、まだ研究がそこまで追いついていない状態ですが、いずれはこの点についても研究したいと思っています。

天気痛がある人は、内耳が敏感だった！

天気痛のある人は内耳が敏感なために、ほかの人が感じない微細な気圧の変化を感じ、それを脳に伝達してしまうのかもしれない。そのため、天気が変わると交感神経が興奮して、痛みが増強してしまうのではないか。さらに、気圧の変化ならば当然あるはずの強さ、あるいはパターンが、前庭神経からの信号にないため、気圧の変化なのか回転なのか、脳は判断がつかないのではないか。そのように考えられるわけですが、いずれにせよ、そのキーは内耳の敏感さにあります。そこで、天気痛のある人の内耳が本当に敏感なのかどうかをたしかめるために、今度は**図表3‐7**のような実験をしました。

私たちは誰でも、「乳様突起」という左右の耳の後ろに一つずつある出っ張ったところに微弱な電気を流すと、めまいがします。内耳に電気刺激が伝わって、前庭神経が興奮するのです。それを利用して、天気痛のある人とない人とで、めまいの出やすさを計ったのです。結果は、１４４ページ**図表3‐8**の通りでした。

右の図は、どの程度の強さの電流でめまいが起こったかを示しています。縦軸は電流の強さで、上に行くほど電流が強くなっています。天気痛のある人（図の「天気痛」）は、健常

図表3-7　内耳の電気刺激法

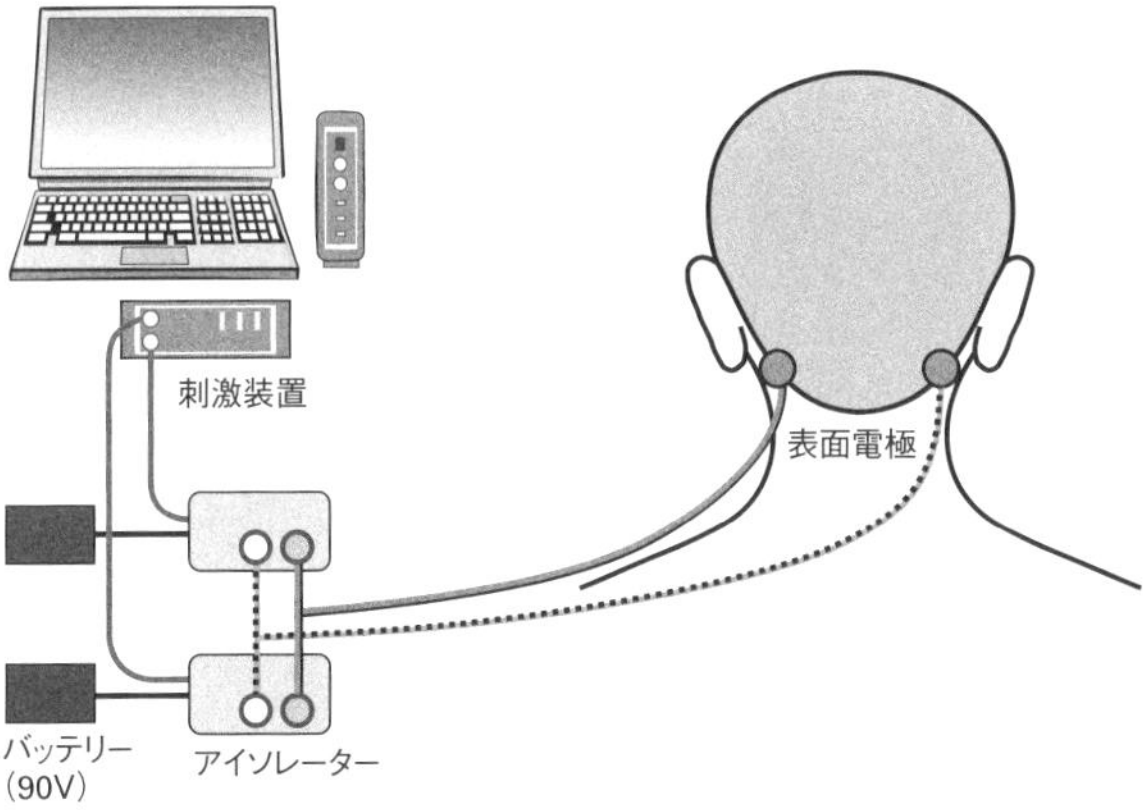

な人（図の「健常」）がめまいを感じない、ごく弱い電流でめまいを感じることがわかります。

左の図は、目まいを感じた後に電流の強さを徐々に下げていったとき、いつまでめまいを感じたかを示しています。健常な人は4割も下げないうちにめまいが消えるのに対し、天気痛のある人は7割近く下げるまで消えません。つまり、天気痛のある人はちょっとした変化で内耳が影響を受けやすく、その影響が長く続くのです。

不思議なのは、天気痛ではないけれど慢性痛のある人（図の「慢性痛」）が、いずれの実験でも天気痛のある人と健常な人との中間に位置していることです。慢性痛がひどくな

図表3-8　内耳刺激による誘発めまい感覚の閾値と持続時間

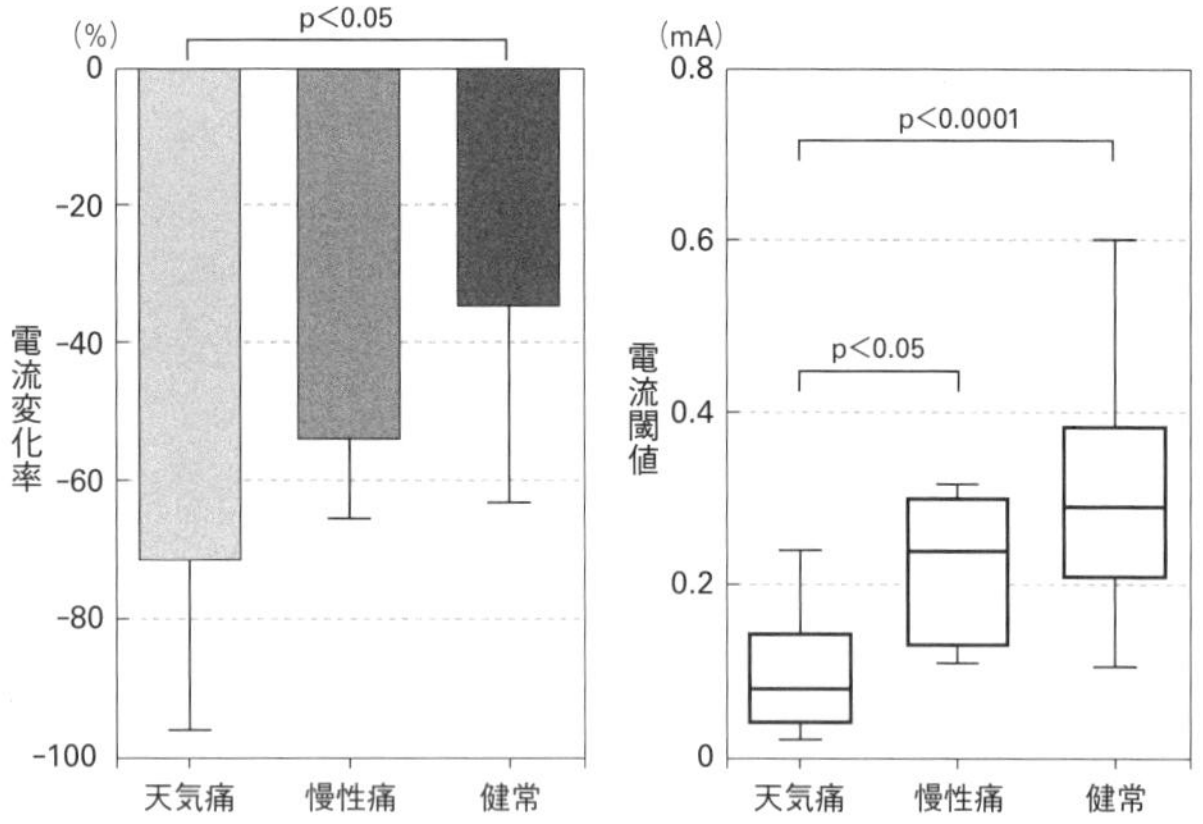

ると天気痛になるのか、それとも最初から天気痛になる人は決まっているのか……。天気痛の人は慢性痛のある人の25％、すなわち4人に1人ですから、なぜ3人は耳の感度が中間で、1人だけ敏感なのか、とても知りたいところです。

私の親族で、交通事故に遭って脚を骨折した者がいます。その際に首や頭は打っていないのに、なぜか事故の後「天気が崩れる2日前になると耳が塞がる感じがするようになった」と言うのです。骨折した脚にも痛みが出ますが、それは耳の症状が出た後だそうです。ということは、ケガをしたことによって内耳が敏感になった、といえないでしょうか？

慢性痛があると、痛みの神経にノルアドレ

ナリン受容体ができるように、人の身体はなにかをきっかけに変化します。実際に、天気痛の患者さんのなかには、過去にスポーツや事故で首などを傷めた人がかなりいます。ということは、天気痛のある人には、もともと内耳が敏感な人と、ケガなどによって後天的に敏感になった人がいる、ということかもしれません。

後天的な事故が原因で内耳が敏感になったDさんのケース

ここで1人、後天的なケガが原因で内耳が敏感になったと思われる患者さんのケースを、紹介しておきましょう。

Dさんは、50代の男性です。数年前にバイク事故で左の鎖骨を骨折してから、首に痛みが出るようになりました。天気が崩れると首と顔が痛くなり、左手指にしびれも出ます。空調の効いた部屋に入ったときや、高い山に行ったときも痛みがひどくなります。

事故後に一度、標高2200メートルほどの山へドライブに行ったとき、途中でめまいと左顔面の強い痛みに襲われて動けなくなってしまったことがあり、「自分は気圧の変化に弱いと痛感した」そうです。空調の効いた部屋で痛みがひどくなるのは、外との気温の違いと気圧の違い両方の原因が考えられますが、Dさんの場合は気圧の影響が、より大きいのかもしれません。

Dさんは、事故前には空調の効いた部屋や高い山で具合が悪くなることはなかったそうです。ということは、やはりケガをしたことで内耳が敏感になり、気圧の変化を感じるようになったのではないでしょうか。

ただ、気圧の変化を感じるのが内耳だけかというと、そうではないかもしれません。たとえば、天気が崩れると膝が痛くなる人がいます。

内耳が感じた気圧の変化が交感神経を興奮させて、膝の慢性痛を増強させた、と私たちは考えるわけです。しかし、気圧が低下したことで外から身体を押す力が弱まり、膝関節の血管が膨らんだり、血管から痛み物質が放出されたりして痛みの神経を刺激したのではないかという人もいます。

それを証明するには、膝関節の痛みの神経の興奮度合いを記録しながら、膝関節のところだけ気圧を変化させる、という実験をしないといけません。今のところそのような実験をした人はいないため、なんともいえませんが、気圧の影響を受けて血管が広がることはあるでしょうから、可能性は大いにあります。

患者さんのなかには「天気が崩れると頭は痛くなるけれど、膝は痛くならない」とか、

「雨降りのときは頭痛がするだけだけれど、台風のときは頭も膝も痛くなる」というように、複数の慢性痛があり、それらの反応が一様でない人たちがいます。特にこのような人たちについては、頭と首、腰、膝など、慢性痛の箇所によって、異なるメカニズムが働いている可能性もあります。

気温や湿度に反応するタンパク質がある

先ほど、「温度や湿度は皮膚にセンサーのあることがわかっている」と述べましたが、これについても簡単に説明しておきましょう。

温度や湿度を感じるセンサーは、実は皮膚や粘膜だけでなく、中枢神経や内臓などにもあります。外界だけでなく、体内の温度や湿度も私たちはモニターしているわけですが、その変化はまず、「受容体」で捉えられます。

「受容体」とは、「なんらかの刺激を受け取り、それを情報として利用できるように変換するもの」のことです。たとえば、光の受容体は「目」の「網膜」の「視細胞」の「ロドプシン」といった具合で、目・網膜・視細胞・ロドプシン（網膜に含まれるタンパク質の一つ）のいずれをも「受容体」と呼ぶことがあります。

温度や湿度を感じる仕組みのうち、それが伝わるルートは、以前からわかっていました。温度や湿度は、

皮膚などにある「受容体」で捉えられ→電気信号に変換されて末梢神経を伝わり→脳や脊髄などの中枢神経に至る

というルートです。ところが、どんな物質が受容体として働いているのか、光でいえばロドプシンに相当する物質はなにかが、長らくわからなかったのです。

それが「TRP《トリップ》 (Transient Receptor Potential)」という特殊なタンパク質であるとわかったのは、ひょんなことからでした。TRPは初め、唐辛子の辛み成分「カプサイシン」の受容体として、1990年代後半に発見されたのです。唐辛子を口に入れるとカーッと熱くなって痛みが出る、すなわち辛みを感じますが、どんな受容体が反応しているのかと調べたら、カプサイシンに反応する受容体があったのです。

それを発見したのは、当時カリフォルニア大学サンフランシスコ校の研究員だった富永真琴博士たちのグループです。論文が「ネイチャー」や「サイエンス」といった権威ある学術雑誌に掲載され、世界中で大勢の科学者が研究を始めました。その結果、よく似た受容体がたくさんあることがわかり、それらがTRPと呼ばれるようになったのです。

ＴＲＰにはＴＲＰＶ、ＴＲＰＭ、ＴＲＰＡ、ＴＲＰＮなど、今発見されているだけで9種類の仲間があり、それぞれが温度、湿度、化学的刺激、機械的刺激など多種類の刺激に反応します。ちなみに、カプサイシン受容体は今はＴＲＰＶ1と呼ばれていて、カプサイシン、43℃以上の熱、酸などに反応することがわかっています。

9種類のＴＲＰのうち、温度に反応するのはＴＲＰＶ、ＴＲＰＭ、ＴＲＰＡの3種類で、それぞれにさらにＴＲＰＶ1、2、3、……といったファミリーがあります。

この受容体は発見の経緯もおもしろいのですが、さらにおもしろいのは、反応する温度がかなり細かく決まっていることです。以下に一覧表（次ページ図表3－9）を掲載しておきましょう。

左側が受容体の種類、中央がその受容体が反応する温度の範囲、右側がその受容体が分布している主な場所です。ＴＲＰＡ1が17℃より下、ＴＲＰＭ8が25～28℃より下、ＴＲＰＭ5が15～35℃など、役割分担が本当に細かいのがわかると思います。

これらのＴＲＰたちは細胞膜にあって、周囲が自分の受け持ち温度になると、窓を開けて普段は通さないイオンを通すようになります。すると、細胞の外から細胞内にイオンが流入して、細胞が活性化します。静止状態の細胞では、細胞内よりも外の方にイオンが多く存在

図表3-9　温度受容体（TRP）の種類と活性化される温度

温度受容体	晶性化温度閾値	主な発現部位
TRPV2	52℃＜	感覚神経・中枢神経・肺・肝臓・膵臓・大腸
TRPV1	43℃＜	感覚神経・上皮
TRPV3	32-39℃＜	感覚神経・中枢神経・皮膚・胃・腸
TRPV4	27-35℃＜	感覚神経・視床下部・皮膚・腎臓・肺・内耳
TRPM2	35-37℃	膵臓
TRPM4	15-35℃	心臓・肝臓・膵臓・脳動脈
TRPM5	15-35℃	味細胞・膵臓
TRPM8	＜25-28℃	感覚神経・前立腺
TRPA1	＜17℃	感覚神経・内耳

出所：日本生気象学会雑誌　51(1)：3-7, 2014.「温度不耐性と慢性痛」青野修一、櫻井博紀、佐藤純。表1（温度受容体TRPチャネルの種類）

しているのですが、それが逆転して、細胞が電気的に興奮するのです。この電気的な興奮が神経を伝わり、脳がそれを受信することで、私たちは温度の変化を感じるのです。

ちなみに湿度に関しては、ショウジョウバエによる実験で、湿度感知に重要な役割を果たしている受容体が見つかったとの報告がありますが、哺乳類ではどんな受容体が関与しているかは、まだわかっていないようです。

なぜ寒いと痛みが悪化するのか

天気痛の三大気象要素は気圧・気温・湿

度ですから、天気痛のある人は気温や湿度にも敏感です。特に気温については、慢性痛のある人の47パーセントが、「寒いと痛みが悪化する」と答えています（23ページ図表１－１）。

それはいったいどんなメカニズムによるのでしょうか？

その温度への敏感さに関わっているのが、ＴＲＰなのです。たとえば、遺伝子改変技術によって作られた、ＴＲＰＡ１のないマウスによる実験があります。このマウスでは、ＴＲＰＡ１の担当する温度である「17℃以下」の低温刺激を与えても、健常なマウスなら起こる冷たさからの逃避行動が起きません。つまり、低温になってもそれを感じないのです。

あるいはその逆に、ＴＲＰＡ１の活性を高めたマウスでは、マイルドな低温刺激でも逃避行動が起きたという報告があります。少しの冷たさでも、すごく冷たいと感じるようになったわけで、「低温不耐性」という状態です。

敏感なのは、低温に対してだけではありません。

43℃以上の温度に反応するＴＲＰＶ１の発現量を増やしたマウスでは、高温不耐性が起きる、すなわち高い温度に耐えられなくなる、という実験結果もあります。人でも、神経を損傷した後にＴＲＰＶ１とＴＲＰＶ３が増えて、高温不耐性が起こることがわかっています。

これらの実験結果からは、温度の受容体であるＴＲＰの量や活性が変わることによって、温度変化への過敏さが引き起こされることがわかります。

ところで、もう一点この表で注目してほしいことがあります。それは、TRPV4とTRPA1の発現部位に「内耳」があることです。つまりTRPV4とTRPA1は、内耳にあってなんらかの刺激に反応している、ということです。

もちろん、気温や湿度の変化に反応しているだけかもしれません。が、TRPは「温度、湿度、化学的刺激、機械的刺激など多種類の刺激に反応する」ことがわかっています。ということは、気圧の変化にも反応している可能性があります。これはまだ推論の段階ですが、気圧の変化が内耳のTRPV4あるいはTRPA1に刺激を与え、前庭神経を興奮させている可能性があるのです。つまり、TRPV4あるいはTRPA1が気圧の受容体であり、天気痛のある人は、内耳にTRPV4あるいはTRPA1がたくさんあるのかもしれません。

話が逸れましたが、私たちが温度や湿度を感じるメカニズムには、TRPという特殊なタンパク質が関わっているということ。皮膚や内臓などにある受容体TRPの働きによって、私たちは温度や湿度の変化を知るとともに、TRPの量や活性が変わることで、低温や高温に弱くなってしまったりもするのです。

古傷が痛むメカニズム

さてここで、私を今日まで導いてきた「謎」の答えを記しておきましょう。テレビ番組ディレクターに問われて「わからない」と答えざるを得なかった、「梅雨時になると膝が痛んだり、古傷が痛んだりするのはなぜか?」という謎です。

「膝が痛む」とは慢性痛が悪化するということですし、「古傷が痛む」とは過去にケガや手術などをしたところが再び痛くなるということです。また、「梅雨時」とは雨が頻繁に降り、気圧が頻繁に変化する状態です。雨が降れば気温や湿度も変化しますが、ここでは私が研究を続けてきた気圧に絞って述べます。

まず、先ほど述べたように天気痛のある人は、なんらかの理由によって内耳が敏感です(TRPという受容体がたくさんあるのかもしれません)。そのため、ほかの人が感じない小さな気圧の変化でも、内耳のセンサーが感じ取ります。すると、その変化が前庭神経を通って脳に伝わり、脳から出された指令によって自律神経のストレス反応が起こり、交感神経が興奮します。

ここから先は、反応が二つに分かれます。

一つ目が、交感神経が興奮して血管が収縮し、痛み物質が生じ、痛みの神経が刺激されて痛みが出るという反応です。

二つ目が、交感神経と痛みの神経の間に異常な連絡ができて、痛みの神経がダイレクトに興奮するという反応です。交感神経が興奮すると放出される神経伝達物質・ノルアドレナリンの受容体が、痛みの神経にできてしまうのです。

ただし、天気痛のある人の交感神経はいつも興奮しているかというとそうではなく、活動が弱まっていることが多いのです。そのため、それを補おうとして痛みの神経にはノルアドレナリン受容体がとてもたくさんできていて、交感神経のちょっとした興奮にも爆発的に反応します。

これらのポイントは、以下の通りです。

気圧の変化↓内耳のセンサー↓前庭神経↓脳↓自律神経のストレス反応（交感神経の興奮）

① 血管収縮・痛み物質発生↓痛みの神経興奮↓慢性痛の悪化

② 異常な連絡↓痛みの神経興奮↓慢性痛の悪化

では、古傷が痛むのは、どのような仕組みによるのでしょうか？

古傷とは、過去にケガや手術などをしたところであり、今は痛くないものの、過去には痛みがある程度長く続いたところです。おそらくは、それによって内耳が敏感になり、交感神経と痛みの神経の間に異常な連絡ができてしまったのでしょう。そのため、普段は痛みが治まっていても、少しの気圧変化を察知して休眠状態だった異常な連絡が復活し、痛みがぶり返すのです。あるいは、痛みが長く続いたために脳がストレスに対して過剰に反応してしまって、元の痛みのあった場所に痛みがあるように錯覚させているのかもしれません。

これらの〝答え〟は、あくまでも現段階での答えです。天気痛のメカニズムには、たとえば天気痛のある人はなぜ内耳が敏感になるのかなど、まだわからないことがたくさんあります。それらの謎を解明し、その成果を患者さんに還元しながら、これからも天気痛とともに歩んでいきたいと思っています。

（筆者注）２０１９年、筆者らはマウスを低気圧に暴露して延髄の前庭神経核の活動を観察したところ、おもに内耳半規管からの情報が集まる上前庭神経核細胞において、神経細胞が興奮すると増える特殊な蛋白質（c-Fos）が細胞内に増加していることを発見しました。このことから、マウスの内耳に気圧を感じる部位が存在するという仮説が裏付けられました。

Sato J, et al. Lowering barometric pressure induces neuronal activation in the superior vestibular nucleus in mice. PLoS ONE 14(1):e0211297, 2019.

第4章——治療法と対処法を知れば「天気痛」の不安は解消できる

1　自分を客観的に見て、症状を把握する

いきなり痛みをゼロにしようと考えない

第4章では、天気痛の治療に対する考え方や実際の治療法、患者さんが自分でできる対処法や生活上の注意点などについて、具体的に述べていきます。

天気痛の治療を始めるとき、最初にしておかなければいけないのは、患者さんと医師とが治療に対するイメージを共有することです。患者さんが「出してもらった薬を飲みさえすれば、痛みがなくなるに違いない」と考えていたりすると、「思っていたのと違う」ということになりかねません。

天気痛は、天気の影響を受けて生じたり悪化したりする、慢性の痛みです。言い換えれば、もともとある慢性の痛みが、天気の影響を受けて急性化するようになってしまった状態です。したがって治療は、以下のような3段構えで行います。

①　痛みが天気に左右されていると知り、天気の変化を察知して、痛みの急性化を防ぐ

② 痛みをコントロールする方法を身につけ、痛みに対する認知を戻す

③ 慢性痛の元になっている病気を治す

私が行う天気痛の治療は、基本的に①→②→③と進んで行きますが、たとえば関節リウマチで治療中の方など、既に主治医がいる患者さんは、元になっている病気の治療は基本的に主治医と続けてもらいます。もちろん、できる限り連携を取りますし、必要であれば「主治医の先生にこの点を聞いてみてください」といったアドバイスもします。

さらに、いきなりゼロを目指さない、ということも重要です。

患者さんはとてもつらい状態であるために、「すぐに治してほしい」「早く楽になりたい」と焦りがちです。けれども、天気痛の治療は3段構えですから、どうしてもそれなりの時間がかかります。まずは①の「急性化を防ぐこと」が目標です。

11段階ある痛みのスケール（75ページ）でいうと、8とか9の激しい痛みに急に襲われることがなくなれば、気持ちもだいぶ楽になりますし、生活の質も向上してきます。まずは急性化をなくし、痛くても3とか4レベルの状態を保つ。そうなれば、痛みを恐れる気持ちもやわらぎ、これまでは痛くてできなかったストレッチなどにも、積極的に取り組めるように

図表４-１　慢性病と天気痛の経過

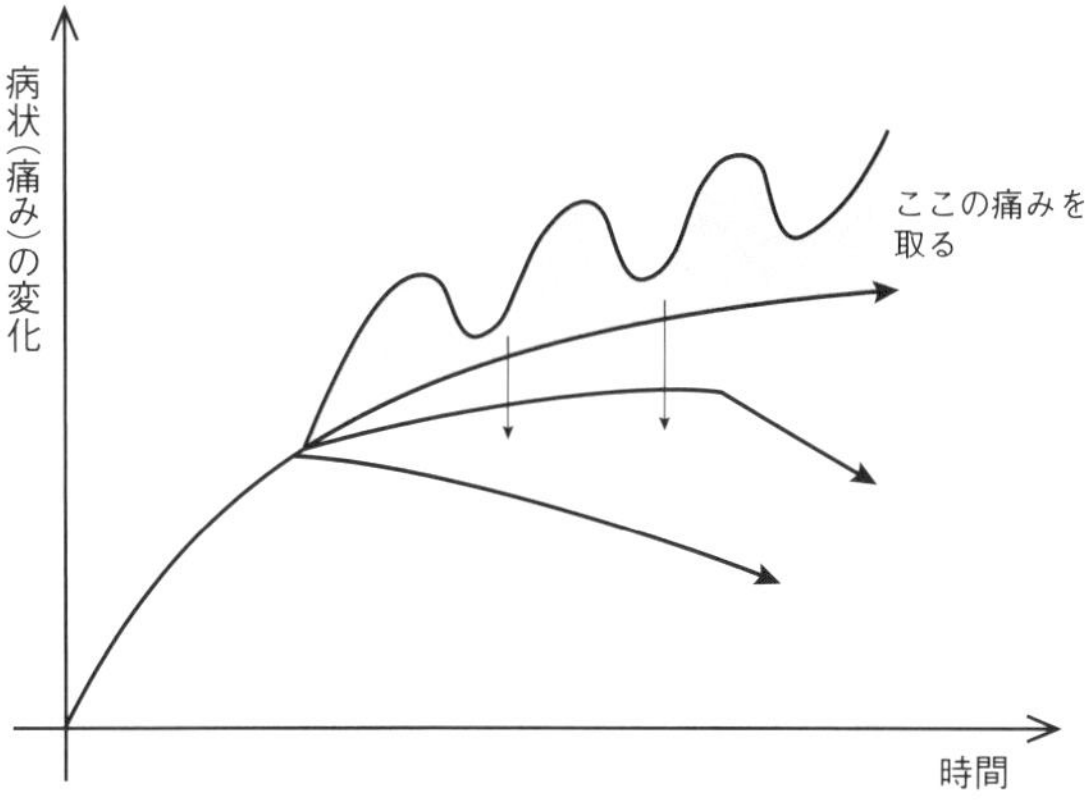

なります。そして、慢性痛の元になっている病気の治療に、本腰を入れて取り組むことができるようになるのです。

このイメージを表現したのが**図表４-１**です。

縦軸が病状（痛み）の変化で、上に行くほど悪化します。横軸が時間の経過です。慢性痛の経過には、いちばん下の線のように、あるときまで悪化して、その後は自然に治っていく場合があります。下から２番目の線が、途中で治療を開始したり、自分でなんらかの対処法を行ったりして、あるときから痛みが治まっていく場合。その上が、痛みが悪化し続けてしまう場合。いちばん上の波線が、天気痛のある人です。

波の高い部分が、天気の影響を受けて痛みが増悪したときです。この高くなった部分をカットすることで、線を下へ下へと落としていくのが、天気痛の治療だと思ってください。高い波がこなくなれば、随分楽になるのではないでしょうか。

「痛み日記」をつけて自分を知る

前ページの**図表4－1**の「波」の部分をカットするための大前提が、患者さんが本当に天気痛なのかどうかです。慢性痛は、天気の変化によって増悪するだけではありません。その他のストレス、たとえばまぶしい光や強い臭いなどの刺激、アルコール、月経、運動、疲れ、精神状態など、さまざまな要素によって増悪します。したがって、「なんとなく天気の影響を受けているような気がするけれど、はっきりわからない」という患者さんが多いのです。

そこで、まずは天気と痛みの関係をはっきりさせるために、私は初診時に患者さんに「痛み日記」（次ページ**図表4－2**）を渡して、毎日つけてもらうことにしています。

記入してもらうのは、「天気」「気圧の変化」「日記」「痛み（その日の最も強い痛みと弱い痛み）」「運動」「睡眠」の6項目です。「日記」には、その日あった大きなできごとや服用した薬、なにかストレスがあればそれも記します。そのほか、めまいや耳鳴り、生あくびなど痛み以外の症状や、症状の出たタイミングも記入します。痛みに関しても、痛みが出たタイミングや、どれくらい続いたかなど、詳細はここに記します。「痛み」は、0から10までの合計11段階で、その日のいちばん強い痛みと弱い痛みの両方を記します。「運動」は、した場合にはなにをどのくらいしたか記します。

こうして1カ月ほど日記をつけてみると、自分の身体と天気がどう連動しているかが見えてきます。天気痛があるといっても、天気が下り坂になると痛みが出る人もいれば、上り坂になると出る人もいますし、天気が崩れる1日前とか2日前に痛みが出る人もいて、一様ではありません。天気痛の急性化をカットするには、痛みが出るタイミングを見計らって薬を飲む必要があるため、自分の痛みのパターンを知ることがとても重要なのです。

気圧変化を教えてくれるアプリ

さらに、スマートフォンをお持ちの方には、専用アプリケーション『頭痛ーる』をダウンロードして、毎日の気圧変化もチェックしてもらいます。

「頭痛ーる」は、天気痛の方たちなどの体調管理のためのアプリで、天気予報と気圧変化、日記帳がセットになったもの。私の研究データをもとに、気象庁から天気予報と気圧の予想

／　（木）	／　（金）	／　（土）	／　（日）
10 5 0	10 5 0	10 5 0	10 5 0
□した （　　　） □していない	□した （　　　） □していない	□した （　　　） □していない	□した （　　　） □していない
□よく眠れた □あまり眠れなかった □眠れなかった	□よく眠れた □あまり眠れなかった □眠れなかった	□よく眠れた □あまり眠れなかった □眠れなかった	□よく眠れた □あまり眠れなかった □眠れなかった

図表４-２　痛み日記

月／日(曜日)	／　　(月)	／　　(火)	／　　(水)
天気			
気圧の変化			
日記 (薬の服用 気がついたこと その日の行動など)			
1日のうちで **もっとも強い痛み** × **もっとも弱い痛み** ○	10 5 0	10 5 0	10 5 0
運動	□した (　　　　) □していない	□した (　　　　) □していない	□した (　　　　) □していない
睡眠	□よく眠れた □あまり眠れなかった □眠れなかった	□よく眠れた □あまり眠れなかった □眠れなかった	□よく眠れた □あまり眠れなかった □眠れなかった

値を提供してもらい、データを更新しています。

したがって、「頭痛ーる」を併せて使うと、天気の変化と痛みの関係がよりはっきりします。「私は雨が降る前日や、気圧が下がり始める直前にめまいが出て、その後で痛みが出る」「僕は5ヘクトパスカル程度の気圧の低下で頭痛がする」といったことがわかるのです。

図表4-3　スマートフォンアプリ「頭痛ーる」

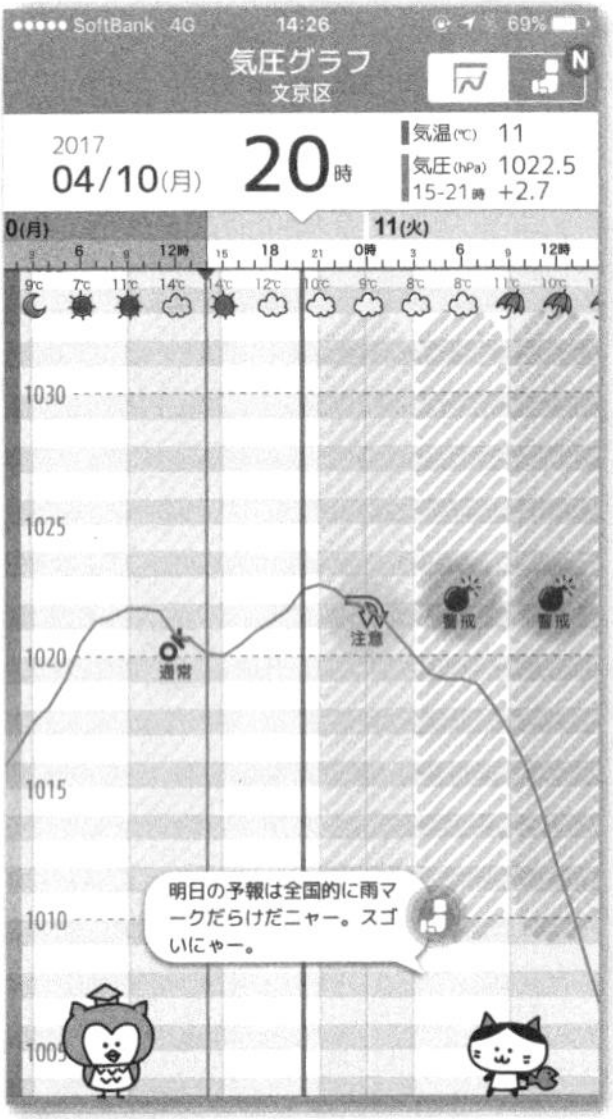

また、気圧が下がりそうなときには**図表4-3**のように「注意」「警戒」、あるいは「大きく下降！」とか「低気圧接近！」といった表示も出ます。気圧が大きく下がる前日には「明日は気圧が大きく下がります」という通知も受け取れます。自分の痛みのパターンを把握しておき、さらにこのアプリで天気と気圧の予報を見れば、「痛みが出る前に予防薬を飲む」「外出の予定を変える」といったこともできるようになります。

それができるようになると、生活の質が上がると同時に、痛みそのものが楽になることも珍しくありません。痛みがコントロール可能だと知ることで、痛みへの認知が変わるのです。実際に、私の患者さんのなかには、自分の痛みが天気と連動しているとわかっただけで、すごくスッキリした表情をする人が大勢います。「痛み日記」を開いて見せ、「先生、たしかに天気が崩れるときに頭が痛くなったり、気持ちが悪くなったりするんですよ」と嬉しそうにお話しになる人もいます。

これまで自分の痛みの原因がわからず、不安に駆られて病院を転々としたり、検査を繰り返したりしてきた患者さんたちです。それが天気のせいだとわかり、しかもコントロールできるとなれば、それこそ目の前がパッと晴れたような気持ちがするでしょう。

なかには、「私は大きな病気じゃないんですか?」「本当に違うんですか?」と、繰り返し聞く患者さんもいます。そんなときには、「今までにＣＴもＭＲＩも撮って、ホルモンなどもいろいろ調べて、なんにもなかったんですよね? たぶん大きな病気はないと思いますよ。ただ、いずれにしても天気の影響はありますから、それだけでも取ってみましょうよ」と提案することにしています。

天気の影響をカットすることで、思いのほか体調がよくなった。そんな経験をすることで、「ああ、本当だ」と思ってもらえればしめたもの。悪い方向に向かって回っていた歯車が、カチッ、カチッといい方向に向かって反転し始めます。すると自分のなかで「ああ、いいね」「うまくいった」と、成功体験がさらに積み重なっていきます。ひとつひとつは小さくても、うまくいった経験を繰り返し重ねることによって、痛みの認知が変わり、自分の力を発揮して痛みや病気を克服する方向へと変わっていくのです。

2　めまいのある人は、「抗めまい薬」を活用する

抗めまい薬は「天気痛」の痛みを予防する

天気痛のある人は、そうでない人よりも内耳が敏感であるということは前述しました。そのため、ほかの人が感じない微妙な気圧の変化を内耳が捉え、めまいや耳鳴り、吐き気などの症状が出て、それが痛みへとつながっていくことが多々あります。めまいを感じると「ああ、また痛くなる」と、それだけで憂鬱になってしまうのですが、それを逆手に取って利用し、天気痛の急性化を防ぐことができるとしたら、いかがでしょうか？

たいていの患者さんは、痛みの予兆であるめまいなどが出る際には、「なんだかふわふわする。めまいがしそうだ」というように、変調を感じとっています。いわば、前兆に気づく人が多いのです。

そこで私は患者さんに、「めまいがしそうだ」とか、「足もとが少しおぼつかない」「鼻詰まりや耳閉感がある」といった変調を感じたら、そのときを逃さずに、「抗めまい薬」を飲んでもらうことにしています。あるいは、「頭痛ーる」などを使って、めまいの出るタイミ

ングを見計らってもいいでしょう。

めまいや耳鳴りといった、痛みの予兆が出かかったところで抗めまい薬を飲むことによって、その後に続く一連の反応を抑えることができる場合があるのです。

そのことは、実験でもたしかめられています。天気痛のある患者さん6人（片頭痛3人、首の痛み2人、下肢の痛み1人）に、チャンバーに入ってもらい、気圧を5分間かけて40ヘクトパスカル下げ、15分間置き、また5分間かけて元の気圧に戻して、痛みがどの程度変化したかを見る実験で、第1章でもご紹介しました。

実験は2回に分けて行いました。2回のうちの1回は、抗めまい薬を飲んでいない状態です。もう1回は別の日で、その日の朝に、抗めまい薬を飲んできてもらいました。どちらを先にするかはランダムに決めました。その結果が**図表4-4**です。服薬していないときは、気圧を下げると痛みが約2段階上がりました。ところが服薬してきた日は、気圧が下がっても痛みの程度は変わらず、気圧が上がるときに1段階上がりましたが、またすぐに下がっています。例数がまだ少ないですし、薬を飲んだというプラセボ効果も考慮しなければなりませんが、抗めまい薬によって、気圧の変化による痛みの増強が抑えられたことがわかります。

抗めまい薬を服用するタイミングで、一つ気をつけなければいけないことがあります。

図表４-４　低気圧による痛みの悪化（天気痛の被験者）

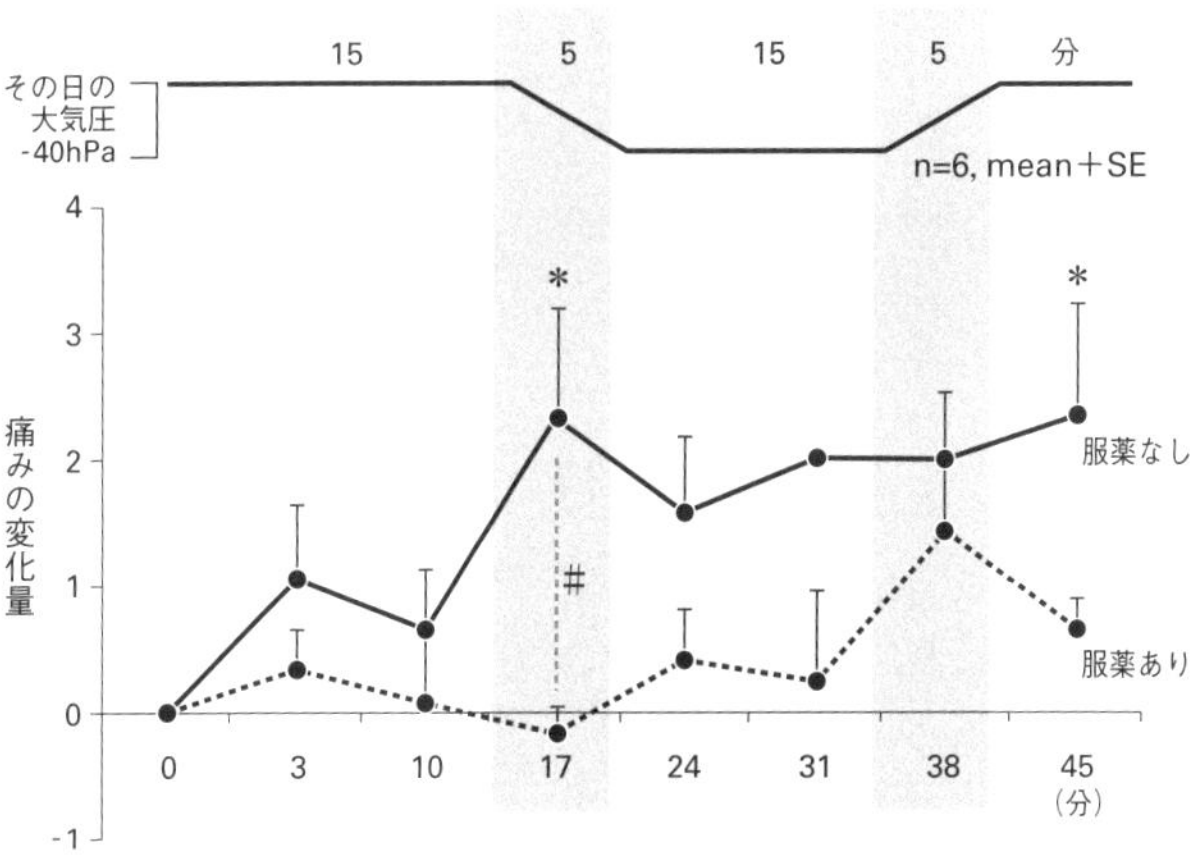

それは、夜です。

たいていの人は、「夜は寝るだけだから大丈夫」とか、「眠れば身体が休まるから大丈夫」と思っているのですが、そうではありません。夜は、自律神経が無防備な状態です。脳が眠っているのですから、当然ですね。そこに、大気潮汐によって夜に気圧が下がり、さらに低気圧が重なったりすると、大変です。

痛み止めを入れずに麻酔だけで手術を受けたときと同様に、寝ている間に身体が気圧の変化に反応して、痛み刺激がどんどん脳に送られます。「痛い」と気づいて目覚めたときには、もう痛みがピークに達していて、痛み止めを飲んでも効かなくなってしまっているのです。

これを防ぐためにできることは、夜中に気圧が下がるとわかったときは、寝る前に抗めまい薬を飲んで寝ることです。めまいの出ない人は、痛み止めを飲んで寝ます。こうすることで、「夜中に痛くて目覚め、朝まで眠れなかった」とか、「痛みのあまり、朝起きられなかった」といった事態を、かなり防ぐことができるはずです。

もう一つ注意してほしいことがあります。それは、天気痛を抑えるために市販の酔い止め薬を飲むことに関してです。

市販の酔い止め薬のなかにも、私が処方する抗めまい薬と同様の成分が含まれるものがありますから、タイミングを合わせて飲めば、それが効くこともあり得ます。ただ、酔い止め薬はみんな同じかというとそうではなく、含まれる成分がそれぞれ異なります。また、病状や飲んでいる薬によっては、症状に悪影響が出る場合もあります。「よくなりたい」と思って飲んだのに、体調が悪化してしまったのでは、意味がありません。市販薬であっても、まずは医師に相談してから飲むようにしてください。

抗めまい薬は内耳のむくみに作用する

ところで、抗めまい薬を飲むとなぜ、めまいや耳鳴り、さらには痛みという、その後に続く一連の反応を抑えることができるのでしょうか？　そこには、内耳の敏感さを生じる仕組みが関わっています。

第３章で、「内耳が敏感な人は、内耳にＴＲＰという受容体がたくさんあるのかもしれない」ことについて述べましたが、それとは別に、内耳の敏感さには「むくみ」が関わっていることがわかっています。人間の身体は、インプットとアウトプットが一対一の関係になっていないことが多く、それが複雑さに拍車をかけているのですが、内耳の敏感さもそうです。内耳の敏感さにむくみが関わっていることがわかったのは、メニエール病の患者さんによってでした。メニエール病とは、「視界がぐるぐる回るような激しい回転性のめまい」「難聴」「耳鳴り」「耳閉感」の４症状を伴う内耳の病気で、フランスの医師プロスペル・メニエール氏が発見したことからこの名前がついています。長らく原因不明でしたが、ようやく内耳の循環が悪く、リンパ液が溜まってむくんでしまうことが原因だと解明されました。

メニエール病の患者さんの内耳は、リンパ液が溜まってパンパンに腫れています。すると、気圧や姿勢などのちょっとした変化を受けて、腫れた内耳が変な動きをし、神経細胞が刺激されて、症状が出てしまうのです。これは、運動をした後の筋肉が腫れた状態や、関節に水が溜まってむくんだ状態を想像していただくと、よくわかると思います。腫れて熱を持ち、過敏になった状態です。

　メニエール病の患者さんには天気痛のある人がたくさんいますし、天気痛の患者さんのなかにもメニエール病の診断を受けている人がかなりいます。つまり、内耳の敏感さを生む〝むくみ〟が、メニエール病と天気痛とで共通しているということ。天気痛の人のなかには、メニエール病の人ほどではないものの、ある程度むくみがあって、そのため内耳が敏感になっている人がいると考えられるのです。

　抗めまい薬には、内耳のリンパ液や血液の循環をよくする作用があります。そのため、むくみを解消し、結果的に内耳の敏感さを抑えます。さらに、抗めまい薬には前庭神経の興奮を抑える作用もあります。内耳で感じた気圧の変化は、前庭神経を通って脳に送られ、脳からの指令によって交感神経が興奮します。したがって、前庭神経の興奮が抑えられれば、交感神経の興奮も抑えられるというわけです。

　つまり、むくみの解消と前庭神経の興奮抑制という二つの働きによって、抗めまい薬は「気圧変化の感知→めまい→痛み」という反応の、「入力部分」を抑えるのです。信号の入力がなければ、反応は次の段階に進みません。脳の混乱も起こらず、交感神経も過度に興奮せず、めまいや痛みをはじめとする体調不良も現れないのです。ただ、人の身体はファジーですから、効き方は人によって差がありますし、同じ人でもそのときによって効き方に差が出ることもあります。薬は万能ではありません。したがって、薬だけに頼るのではなく、薬を上手に利用しながら、自分自身の治る力を高めていくことが大事です。

何種類もの鎮痛剤から解放されて、明るさを取り戻したEさんのケース

ここで、痛み日記と抗めまい薬を活用して天気痛を克服した、Eさんのケースを紹介しておきましょう。

Eさんは20代の女性で、サービス業に就いています。両こめかみと頭頂部のガンガンした痛みが繰り返し起こるため、天気痛外来にやってきました。

痛みは雨が降る前や月経前、入浴、嫌いな臭い、強い光などをきっかけに増悪します。また、頭痛には予兆があります。最初に鼻が詰まって頭がカーッと熱くなり、目が回るようなフラフラした感覚があります。その後、眠気と吐き気に襲われ、ガンガンとした頭痛が始まります。

頭痛は中学生の頃からあり、専門学校生だった頃に悪化しました。そこで近くのクリニックに行ったところ、片頭痛との診断で、片頭痛薬と消炎鎮痛剤を処方されました。ただ、当

初は薬を飲めばよかった症状が、最近では軽減しないため、徐々に薬が増えて、今は片頭痛薬に加えて消炎鎮痛剤を3種類処方されています。けれども、毎日それらを組み合わせて飲んでも、症状がスッキリしない状態だと言います。こうなってしまうと、鎮痛剤を飲み過ぎているために起こる「薬物乱用頭痛」も疑われます。

特に春先、梅雨、台風の時季には、頭痛だけでなく眠気と吐き気もかなりひどく、朝起きられなかったり、出勤しても休憩室で寝込んでしまうことも少なくないそうです。片頭痛の中でも、前庭性片頭痛と呼ばれるものが疑われます。

私はEさんに、まず「痛み日記」をつけてもらうことにしました。痛みやめまい、吐き気などがいつ出たか、どの程度強かったかを、天気とともに記録してもらったのです。すると、Eさんは雨が降る前の日に、めまいと倦怠感が出ることがわかりました。この〝予兆〟の段階でストップをかけられれば、痛みを抑え込めるかもしれません。

そこで私はEさんに、めまいの気配を感じたら抗めまい薬を飲んでもらい、片頭痛薬と消炎鎮痛剤は毎日飲むのをやめる。ただし、頭痛の症状が出そうなときは、自由に飲んでもらうことにしました。さらに、理学療法も入れて天気痛に有効なストレッチをしてもらい、毎日同じ時間に起きる、朝食を摂るなど日常生活での注意点も伝えました。

次ページの**図表4-5**が、治療を開始してから半年間の経過です。

図のいちばん上が、日ごとの平均気圧の変化です。台風は、日本に接近または上陸したもの。中央の折れ線グラフは、その日の痛みの最大値（最大疼痛値）です。Eさんの最大疼痛値は2から8の間を行ったり来たりしています。■印を打ってあるところが8です。下段は片頭痛薬を服用した日と、抗めまい薬を服用した日、理学療法指導を行った日です。

図を、時間軸に沿って見ていきましょう。

まず、台風6号と7号がやってきたとき、最大疼痛値8が頻繁に出ています。下段を見ると、痛みが出る前に抗めまい薬を飲もうとしているようですが、タイミングがうまく合わず、結局は片頭痛薬を立て続けに飲んでいます。実は、あまりにも煩雑になるためこの図には記してないのですが、消炎鎮痛剤はもっとずっとたくさん、この間ほぼ毎日飲んでいます。

3回目の診察日（6月15日）に、Eさんが「梅雨が始まって毎日めまいを感じる」と言いましたので、梅雨の間は抗めまい薬を朝晩2回毎日服用してもらい、様子を見ることにしました。すると、少し変化が起きました。梅雨の時季から台風9、11、12号が来た7月末にかけては、最大疼痛値8が相変わらず頻繁に現れているのですが、片頭痛薬はそれほど飲んで

図表4-5　天気痛症例の病状経過

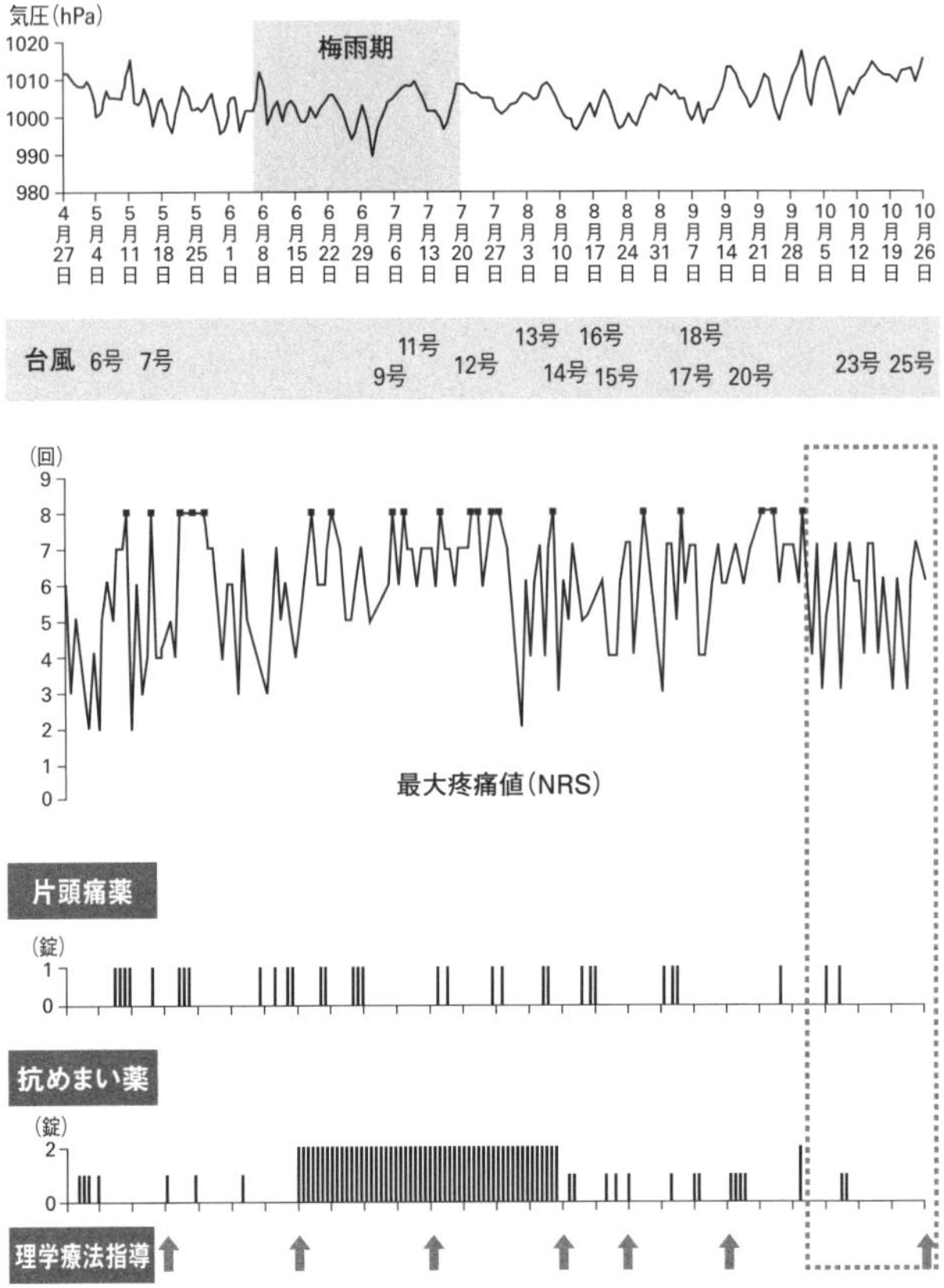

いないのです。Ｅさんも、「去年の梅雨時は毎日のように片頭痛薬を飲んでいたけれど、今年は随分少なく済んでいる」と言っていました。同時に、消炎鎮痛剤も徐々に減っています。

８月中旬に抗めまい薬の連日服用をやめ、それ以降はめまいなど体調の変化を感じたときだけ飲むようにしました。すると、台風が13号から16号まで次々に来たにもかかわらず、最大疼痛値８の出る日が減っています。抗めまい薬を飲むタイミングを、きちんと合わせられるようになってきたのです。

10月に入ると、台風23号と25号が来ましたが、最大疼痛値８がまったく出ていません（点線で囲んだ期間）。しかも、片頭痛薬と抗めまい薬もほとんど飲まなくなっています。Ｅさんは、「めまいが起こらない日は、頭痛も起きないことがわかりました。頭痛の頻度も減っているし、強さ自体も軽くなっています」と、笑顔で話してくれました。この段階で、痛みに対する認知が戻ったといっていいでしょう。

今ではＥさんは、片頭痛薬も抗めまい薬もほとんど飲んでいません。たまに軽い頭痛薬を１種類だけ飲む程度で、その量は多くても１カ月に５～10錠ほどです。毎日のように何種類もの薬を飲んでいたことを思うと、ウソのような回復です。この半年間の変化を、第２章（75ページ～）で紹介した８種類の評価尺度で表すと、以下のようになります。

疼痛尺度（痛みの強さ）：最大4→3、最小0→0、平均3→2、今3→2
PDAS（痛みによって生活にどの程度障害があるか。最も困難な状態が60点）：22→7
HADS（不安感と抑うつ状態。両方とも最も深刻な状態が21点）：4→1、4→3
PCS（痛みへの執着。最もとらわれた状態が52点）：25→15
EQ-5D（生活の質。普通が1で、状態が悪いほど0に近づく）：0・724→0・724
PSEQ（痛みがあっても頑張れるかどうか。最もよい状態が60点）：20→34
アテネ不眠尺度（よく眠れるかどうか。全然よく眠れない状態が24点）：2→1
ロコモ25（運動機能が低下しているかどうか。最も低下した状態が100点）：16→7

Eさんは、痛みの強さだけ見ると、治療開始時と半年後で1点しか下がっていません。ところがPDAS（痛みによって生活にどの程度障害があるか）を見ると、22点もあったのが7点まで下がっています。痛みによって生活が障害される程度がかなり減って、できることが増えたということです。朝起きられない、出勤しても休憩室で寝込んでしまう、友人と出かけることもできない、といった生活の障害が減って、いろいろなことができるようになってきたのです。

それと連動するように、痛みへの執着が25から15へと減り、反対に痛くても頑張れるという自己効力感が20から34へと上がっています。痛みを気にせずに、自分のやりたいことをやれるようになってきたということです。そして、70代の年齢相応（７・１〜12・８点）よりも悪かったロコモ25（運動機能）が、16から７へと20代相応（３・２〜５・５点）に近づいています。

Eさんは、天気痛を治療することによって、もともとあった片頭痛も治すことができました。そのポイントは、繰り返しますが、まさに天気痛治療の３段構えと同じです。

①　痛みが天気に左右されていると知り、天気の変化を察知して、痛みの急性化を防ぐ

②　痛みをコントロールする方法を身につけ、痛みに対する認知を戻す

③　慢性痛の元になっている病気を治す

Eさんの場合は片頭痛といっても、緊張型頭痛が混じった頭痛だったのでしょう。生活習慣を改善し、ストレッチを続けるなどしたことが効果を発揮したと考えられます。

中学生のときから10年余り、痛みに苦しめられてつらい日々を過ごしてきたEさんです。「青春とは人生のある時期ではなく、心の持ち方を言う」は、アメリカの詩人、サミュエル・ウルマンの「青春」という詩の冒頭の文章です。やっと取り戻した明るい笑顔とともに、二度とない「青春」を思いっきり楽しみ、充実した時間を過ごしてほしいと願っています。

3　痛み止めや漢方薬の上手な使い方

体質や症状に合わせて、西洋薬と漢方薬を組み合わせる

天気痛の治療には、漢方薬も使います。第1章に登場したAさんのケースでも、抗めまい薬と併せて漢方薬の五苓散《ごれいさん》を飲んでもらうことで、症状がかなり改善しました。五苓散にはむくみを取る作用があり、吐き気や嘔吐、めまい、頭痛などの症状にも適応しています。そのため、リンパ液が溜まって内耳がむくみ、めまいや頭痛が出るAさんのような人には適しています。

患者さんのなかには、このように漢方薬を併用すると効きがよくなる人が相当数います。そのため、西洋薬と漢方薬を組み合わせて処方するケースもたくさんあります。以下に、天気痛の治療に用いる主な漢方薬をご紹介しておきましょう。これらは漢方薬局などで手に入りますが、漢方だからといって副作用がないわけではありません。服用する際には、現在治療中の方は必ず主治医に相談してください。また、治療中でない方は薬剤師によく相談し、用法を守って服用してください。

五苓散：水分の循環を改善して、無駄な水分を取り除く作用があります。むくみ（浮腫）、めまい、頭痛、吐き気、嘔吐などに用います。利尿作用があるため、トイレの回数が増えることがあります。内耳がむくんで敏感になっている人には、内耳の循環をよくしてむくみをとり、めまいなどの症状を軽減する働きがあると考えられます。

半夏白朮天麻湯《はんげびゃくじゅつてんまとう》：水分の循環を改善して、無駄な水分を取り除く作用があります。めまいを主な症状に、頭痛や頭重感、吐き気や嘔吐、手足の冷えなどがある人に用います。五苓散に似ていますが、冷え性で体力がなく、胃腸の弱い人に向いています。

柴苓湯《さいれいとう》：水分の循環を改善して、無駄な水分を取り除く作用があります。五苓散と小柴胡湯《しょうさいことう》（肝炎、胃炎、風邪などに適応）の成分を合わせた処方であるため、炎症をやわらげる作用もあります。むくみ（浮腫）のほか、胃腸炎などが原因の下痢や嘔吐などにも用います。

抑肝散《よくかんさん》：神経の高ぶりを抑えたり、筋肉の緊張を緩めたりする作用があります。心身をリラックスさせる働きがあるため、イライラや不眠のある人、身体のこわばりや突っ張りがある人に用います。

当帰四逆加呉茱萸生姜湯《とうきしぎゃくかごしゅゆしょうきょうとう》：血行をよくして身体を温め、冷えによる痛みをやわらげる作用があります。しもやけや、血行不良による頭痛、下腹部痛、腰痛などに用います。

抗めまい薬×漢方薬で、QOLが大幅アップしたFさんのケース

抗めまい薬と漢方薬を組み合わせることで、ＱＯＬ（生活の質）が大幅に改善した患者さんのケースをご紹介しましょう。

Ｆさんは50代の男性です。主な症状はズキッとするような首の痛みと両腕の脱力で、ふらつきもあります。若いとき運動中に頸椎を圧迫骨折して手術を受けてから、これまでに腰部ヘルニア、頸椎ヘルニア、脊柱管狭窄症など、計６回の手術を受けています。初めのうちは手術を受ければ症状が改善されましたが、４回目の頸椎ヘルニアの手術からは経過が思わしくなく、背中にカーッとした熱さを感じるようになってしまいました。

それからは、背中にシャワーのお湯がかかっただけで焼けるような痛みを感じ、さらに半年ほど前からは首がズキッと痛むようになり、強いふらつきも出てきました。

これらの症状は天気が崩れると悪化するのですが、周囲の人に話しても理解してもらえず、悶々《もんもん》としていたところ、テレビで天気痛外来の存在を知り、やってきました。

例によって、まず８種類の評価尺度を用いながら問診を行いました。すると、痛みの強さ

は最大で8、最小で5、平均7、今7と、かなり強いことがわかりました。

さらにPDAS（痛みによって生活にどの程度障害があるか）も60分の31と高め。HADS（不安感と抑うつ状態）は21分の11と8。不安、抑うつともに7以上は要注意ですから、Fさんの精神状態はあまりよくありません。

PCS（痛みへの執着）も52分の32とかなり高め。

EQ-5D（生活の質）とPSEQ（自己効力感）は1分の0・472と60分の21と、かなり低め。痛みのせいで気持ちが落ち込み、生活にかなり支障のあることがわかります。

Fさんは、「痛みがひどくなる半日ほど前に、フラフラする感じがある」とのことでしたので、そのタイミングで抗めまい薬を飲んでもらうことにしました。さらに、首の筋肉を緩めて痛みを軽減し、精神的にもリラックスできるように、抑肝散を処方。併せて、首から背中にかけてのストレッチと筋トレも理学療法士の指導にしたがってしてもらうことにしました。

ところが4週間後の再診では、「抗めまい薬を服用するタイミングがよくわからない」ということでした。そこで、「痛み日記」と「頭痛ーる」を利用してタイミングをしっかり確認してもらうようにしたところ、3回目の診療時には「飲むタイミングが的中した！」と笑顔で報告してくれました。そして、「脱力感がなくなってきたので、身体を動かそうと思う」と、ストレッチと筋トレにも前向きに取り組み始めました。

もともと運動が好きなFさんですから、一生懸命取り組んだのでしょう。初診から17週後には、「痛みが気にならなくなった。問題なく過ごせている」との言葉が出ました。それを裏づけるように、評価尺度も変わっています。

まず、最大8、最小5、平均7、今7だった痛みが、最大4、最小1、平均3、今3にまで軽減しました。痛みによる生活の障害度は、31から15へと半減。精神的には不安が11から4へ、抑うつが8から7へ、痛みへの執着は32から19へと下がり、自己効力感は21から30にアップ。痛みにとらわれて沈みがちだった気持ちが上向き、痛みがあっても頑張れる状態になったことがわかります。生活の質も、０・４７２から０・７６８へと大幅に上がりました。

Fさんは、痛み止めは飲んでいません。抗めまい薬と抑肝散、ストレッチと筋トレだけで、ここまで回復しました。タイミングよく抗めまい薬を飲むこと、その人に合った漢方薬で補うこと、そしてストレッチや筋トレを続けること。それらの相乗効果によって、身体だけでなく心の状態もよくなり、痛みを気にせずに暮らせるようになったのです。

痛み止めの飲み方と減らし方

天気痛のある患者さんのなかには、何種類もの痛み止めを重ねて使う人がいます。Aさんも、Cさんも、Eさんもそうでした。もちろん、「痛み」がなにか身体のためになるわけではありませんから、痛いときは痛み止めを飲んでかまいません。けれども困ったことに、痛み止めは飲み続けるとだんだん効かなくなってくることもあります。何種類もの痛み止めを同時に飲めば、どんな副作用が起こるかわかりません。また、頭痛薬をあまりにも多用すると、頭痛薬を飲むことで頭痛が悪化するという、パラドックスに陥ってしまうことすらあります。

したがって私は、痛いときは痛み止めを飲んでもいいけれど、できるだけ痛みが出ないように、抗めまい薬や漢方薬で予防しよう、というスタンスで薬を処方しています。痛み止めを飲むときも、痛みがひどくなってから飲むのではなく、痛くなりそうだという初期の段階で飲むようにしてもらいます。痛みの神経が敏感になって、どんどん脳に痛みの信号を送り始める前に痛み止めを飲むことで、量を少なく抑えられるのです。

ただ、天気痛には、元になるなんらかの慢性痛があります。その慢性痛の治療のために主治医から痛み止めを処方されている人は、痛み止めを減らしたりやめたりする前に、主治医に相談しましょう。もちろん、「痛いときだけ飲んでね」と言われて処方された薬なら、痛くなければ飲まなくてかまいません。

4　自分でできる天気痛改善ストレッチ

薬だけですべてを治すことはできない

天気痛の治療は、「痛みの急性化を防ぐこと」「痛みに対する認知を戻すこと」「慢性痛の元になっている病気を治すこと」の３段構えだと述べました。

近頃、ネットなどで〝抗めまい薬が天気痛に効く〟という情報が一人歩きしてしまい、抗めまい薬で天気痛が治ると勘違いしてしまう人がいるのですが、そうではありません。抗めまい薬は、一連の痛みの反応が起こるきっかけを止め、急性化の部分をカットするための薬です。したがって、抗めまい薬を飲んでも、天気痛の元になっている病気が治るわけではありません。

③の「慢性痛の元になっている病気を治す」には、たとえば元の病気が関節リウマチならば、関節リウマチの治療をしなければなりません。あるいは、片頭痛に緊張型頭痛が混在しているケースや、頸椎症、肩凝りや腰痛などがある人は、筋肉の緊張をほぐし血行をよくすることで、元の症状がかなり改善します。

そのために有効なのがストレッチや筋トレ、鍼灸、ツボ刺激、マッサージなどです。実際に、「愛知医科大学病院・痛みセンター」の私の外来では、理学療法士によるストレッチや筋トレも行い、家でも続けてもらうようにしています。また、こちらは自費診療なのですが、「栄ＫＥＮハートクリニック」で私が担当している天気頭痛・お天気病み・自律神経外来では、鍼灸師による治療も取り入れています。単に医師が薬を出すだけでなく、理学療法士や鍼灸師、柔道整復師などさまざまな専門家とチームを組み、多面的に治療していくことが、天気痛の根本治療にはとても大事だと考えているからです。

うつと診断されたが見事に職場復帰を果たしたＧさんのケース

ここで１人、ストレッチをまじめに続けたことで、天気痛の元にあった慢性痛も克服したＧさん（30代・女性）のケースをご紹介しましょう。Ｇさんは「うつ」と診断され、あわや会社を辞めざるを得ないところまで追い込まれてしまいましたが、見事に職場復帰を果たしました。

Ｇさんは、工場で製品作りに従事しています。長時間立ったまま、うつむいて細かい作業を続けてきたために、首から背中にかけて慢性の痛みが出るようになってしまいました。

「頸椎症」と呼ばれる状態です。時々休暇を取って身体を休めたり、近くの治療院でマッサージを受けたりしましたが、仕事に戻るとすぐに痛みが再発してしまいます。症状も悪化して、2～3時間作業を続けると身体が重だるくて動かせないほどになり、めまいも出始め、気持ちもどんどん落ち込んでいきました。

そのため産業医からメンタルクリニックの受診を勧められ、診てもらったところ、「うつ」との診断で休職することになりました。

しかも上司からは、「病気が完全に治って、100％仕事ができるようにならないと、復職は難しい」と言われ、「このままではいつ復職できるかわからない。仕事も失って、自分はダメになるかもしれない」と、さらに気持ちが落ち込んでしまいました。

そんなとき、テレビで私を見て、藁《わら》にもすがる思いでやってきました。

自分の症状が、天気が崩れると悪化することに気づいていたため、「天気痛に違いない」と思ったのだそうです。しかし、Gさんは関東地方に住んでいて、名古屋の私の外来には新幹線に乗ってこなければなりません。乗ると吐いてしまうほど新幹線が苦手なのに、です。それで、名古屋には前日に来て1泊、診療を受けて1泊、翌日帰るという2泊3日の行程、大変な時間と労力とお金をかけて通ってこられました。

治療は、まず「痛み日記」をつけてもらい、「頭痛ーる」を活用して、めまいが出たときに抗めまい薬を飲んでもらい、痛みの急性化を防ぐことから始めました。同時に、きちんと理学療法をしてもらうようにしました。Ｇさんの場合、首の周りや肩から背中にかけての筋肉がガチガチに固まっていて、それが痛みやめまいの元になっていることが明らかだったからです。

初めは「痛いのに動かしていいんですか？」と恐る恐るでしたが、もともとまじめな性格のＧさんは、痛みの急性化がある程度防げるようになると、一生懸命ストレッチに取り組みました。月に１回の診療ごとに、関節の可動域が広がり、筋肉が柔らかくなっていくのがわかります。理学療法士も、ストレッチの指導をしながら私に向かって「先生、すごいですよ。こんなに動くようになっていますっ！」と大声で言ったりして、Ｇさんを励まします。ストレッチや筋トレを続けるには、「大丈夫！」「できるよ！」「いいじゃない！」と、周囲が励まし、褒めることがとても大事なのです。

産業医や人事担当者になにか言われるたびに、「やっぱりダメなんじゃないか」と悲観的になっていた気持ちも、体調がよくなると上向いて、動じなくなってきました。２泊３日だった受診の行程も、１泊２日になり、さらに日帰りで往復できるまでになりました。元気な日が増えると、自分に自信がついて前向きになり、脳の認知が変わるのです。そしてGさんは、ついに職場復帰を果たしました。いきなり100%の仕事ですから、私は少し心配でしたが、うまく体調をコントロールできているようです。

人の身体と心は、不可逆なものではなく、可逆的なものです。今は天気痛がひどくても、それは永遠にそうだというわけではありません。焦らずにステップを踏んで行けば、変わることができるのです。

〝いつまでもあると思うな、慢性痛〟なのです。

自分でできる天気痛改善ストレッチ

ストレッチは、診療時に行うだけでなく、家でも続けることが大事です。以下に自分でできる簡単なストレッチを記しておきますので、天気痛のある人は続けてみてください（監修：櫻井博紀。常葉大学保健医療学部准教授、愛知医科大学学際的痛みセンター理学療法士）。

① テニスボールを使って深部の筋肉を伸ばす

寝転んだ状態で、頭のつけ根、首、顎の下、頬、耳の下、肩甲骨の周り、腕のつけ根から

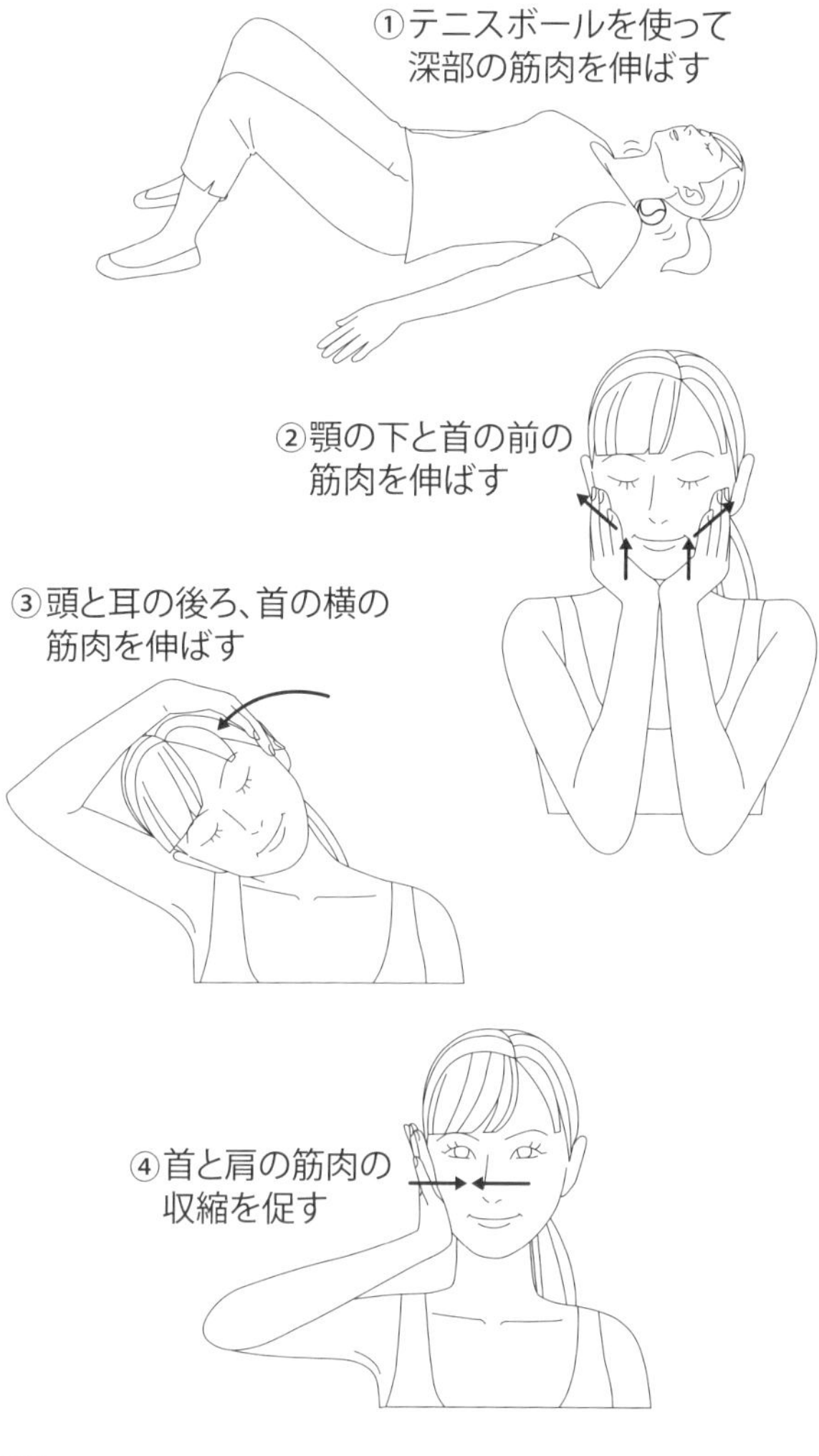
①テニスボールを使って
深部の筋肉を伸ばす
②顎の下と首の前の
筋肉を伸ばす
③頭と耳の後ろ、首の横の
筋肉を伸ばす
④首と肩の筋肉の
収縮を促す

鎖骨の下にかけての各箇所を、テニスボールの上に乗せ、ゆっくり圧を加えます。1カ所10秒程度で、気持ちいいところは少し長めに。位置をずらしながら、左右両側とも行います。

テニスボールが硬過ぎるときは、柔らかいボールや結んだタオルを使い、徐々に硬いものにしていきます。

② 顎の下と首の前の筋肉を伸ばす

下あごの左右のラインに沿って両手を当て、真上に持ち上げます。その後、持ち上げたまま斜め右、斜め左と動かします。

③ 頭と首の後ろ、首の横の筋肉を伸ばす

頭の左側に右手を乗せ、頭を右側に倒し、手の重みで頭と首を、横と斜め前に伸ばします。このとき、手で力を加えないようにします。反対側も同様に行います。
②と③は痛みやしびれが出ないように、筋肉が少し伸びて気持ちよく感じる程度にしておきましょう。1カ所につき30秒〜1分程度、息を吐くときに伸びを感じます。

④　首と肩の筋肉の収縮を促す

頭の右、左、前、後ろにそれぞれ手を当て、頭と手で押し合って、頭の位置が動かないようにします。頬に手を当て、顔と手で押し合って、顔の位置が動かないようにします。前後左右に行います。

痛みやしびれが強くならない程度に。毎日続けられる強度で１週間続け、体調を見ながら少しずつ強度を上げます。

注意点は以下の通りです。

・姿勢は、軽く口を開けて力を抜き、顎を引いて背筋を伸ばします。
・息を止めずに、リラックスして行います。
・すべて行う場合は①→②→③→④の順に。単独で行ってもかまいません。
・お風呂上がりの、身体が柔らかくなっているときが最適です。
・痛みや不快感が強くなったり残ったりするときは、程度を軽くするか、その動きをやめるかします。
・めまいや吐き気がするときは、頭の位置をあまり動かさないようにします。

・できるものだけでかまいませんから、１日１～３回を目安に、できるだけ毎日継続します。

自分でできる天気痛改善ツボ刺激

自分でできる簡単なツボ刺激もご紹介しましょう。

① 内関《ないかん》

腕の内側を、手首から肘《ひじ》方向に指３本分上った中央、響くような感覚があるところ。左右両腕にありますが、痛みや重だるさのある方が主です。

もともとは酔い止めのツボで、めまいやふらつきに効きます。抗めまい薬を飲むタイミングと同様に、天気痛の予兆があるときに刺激します。

少し宣伝になりますが、私はこのツボを効果的に刺激できるバンドを考案しました（天気痛ブレス®）。ツボはずっと押していると慣れてしまったり、ツボの位置が体調によって変わったりするので、刺激する部分を工夫してあります。また、これは鍼灸師の若林理砂先生がおっしゃっていることですが、お米を１粒絆創膏の内側にくっつけ、それをツボに当てて貼り、上から押して刺激するのもいいでしょう。

② れい兌《だ》

足の人差し指の外側、爪のわきにあります。左右両足にありますが、痛みや重だるさのある方が主です。

もともとは胃炎のツボで、ストレスによる胃の痛みや不快感、吐き気、寒気、むくみなどに効きます。

押し揉みをしてもいいのですが、前出の若林理砂先生の「ペットボトル温灸法」がおすすめです。「ペットボトル温灸法」は、次のように行います。

①　必ず蓋の色がオレンジ色のホット専用ペットボトルを用意する
②　用意したペットボトルに水道水を３分の１入れる
③　沸騰直前のお湯を気をつけながら３分の２程度入れる（70〜80℃の温度帯になる）
④　ツボに当てる

③ 頭竅陰《あたまきょういん》・完骨《かんこつ》・翳風《えいふう》

いずれも耳の後ろの出っ張った骨、乳様突起の周囲にあります。頭竅陰が乳様突起の上の窪みに、完骨が乳様突起の下端から指1本分上に、翳風が耳たぶのつけ根の窪みにあります。

いずれもめまいや立ちくらみ、頭痛などに効きます。

指で押す、もしくはペットボトル温灸で温めます。

また、日頃から耳周りの血流をよくするために、耳のマッサージもお勧めです。方法は簡単。耳を上、下、横に5秒ずつ引っ張る、耳を引っ張りながら5秒間くるくる回す、耳を上下2つに5秒間折り畳む、両手で両耳を覆って5秒間ぐるぐる回すだけです。このマッサージを1日3回繰り返すことで、内耳のリンパ液の流れもよくなることが期待できます。

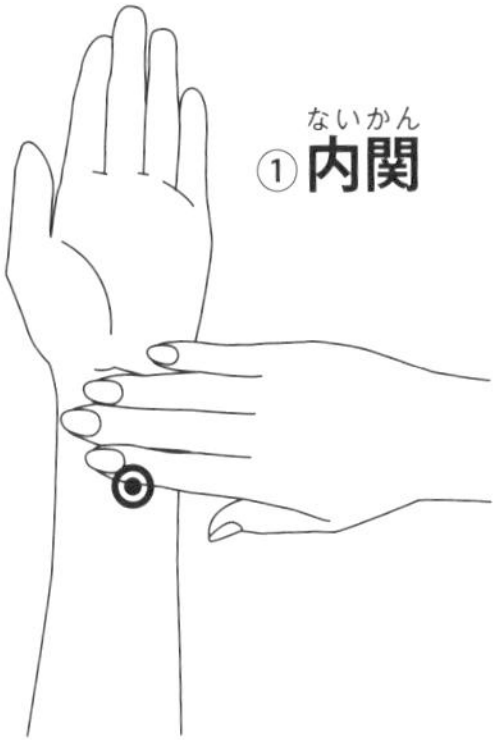
①内関《ないかん》

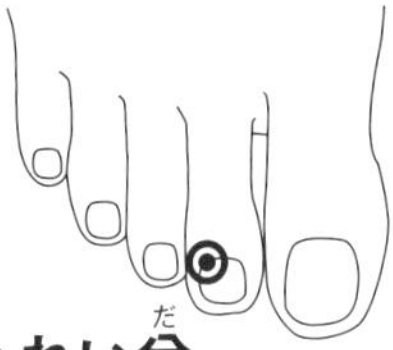
②れい兌《だ》

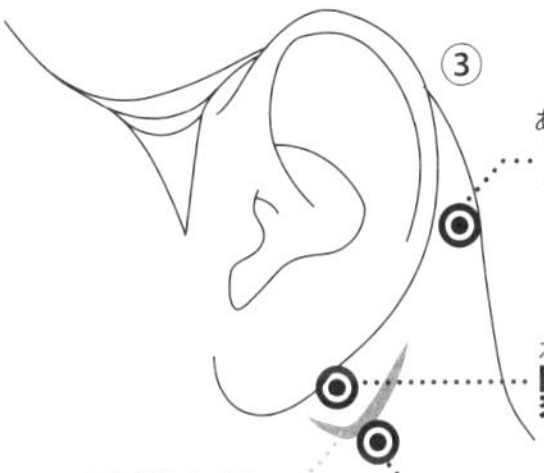
③
頭竅陰《あたまきょういん》
翳風《えいふう》
乳様突起
完骨《かんこつ》

5　生活習慣の改善から最新機器まで

生活習慣の改善は、病気治療の王道

『神田川』というフォークソングをご存知でしょうか？

１９７３年に発売された曲ですから、若い人はご存知ないかもしれませんが、50代以上の人には懐かしい曲だと思います。あの曲では、女性が彼氏といっしょに銭湯に行き、先に出て外で待っているシーンがあります。すると、小さな石けんが、石けん箱の中でカタカタ鳴りますよね。待っている間に寒くなって彼女が震えたからですが、この歌を聴くたびに私は「ああ、この女性は冷え性なんだな」と思ってしまいます。なぜそう思うか、おわかりでしょうか？

そもそも彼女は、銭湯に行ったわけです。お風呂に入って身体が温まり、皮膚の血管が開きました。身体の中に溜まった熱を、外に逃がすためです。でも、外に出たら寒かった。ここで、自律神経がきちんと反応する人なら、皮膚の血管が収縮して熱を外に逃がさないようにします。ところが彼女は、熱が逃げてしまって震えた。つまり、自律神経がうまく働かず、

皮膚の血管が開いたままだったために、湯冷めしてしまったのです。これは冷え性の人の特徴です。

天気痛の人のなかにも、冷え性の人が大勢います。自律神経の働きが弱まっているからですが、その人たちに聞いてみると、冬はお風呂から出るとすぐに厚い靴下をはいたり、フリースを重ね着したりして、しっかり保温すると言います。

でも、実はこれは逆効果。

血管が収縮する必要がないため、自律神経がますます働かなくなってしまうのです。

では、どうすればいいでしょうか？　お風呂から出る前に、膝から下に水をかけるのです。すると、「冷たい！」という信号が末梢神経から脳に伝わり、自律神経が働いて血管が収縮します。要するに、血管の活動性を高める訓練になるのです。その意味で、手や足を冷たい水とお湯に交互につける方法も効果があります。天気痛の人はもちろん、そうでなくても冷え性の人は試してみてください。ただし、あまり冷たい水を最初から使うと、自律神経を刺激し過ぎて、かえって身体によくないこともあります。この方法を試すときは、少しぬるめのお湯を使うことから始めてください。

また、熱は筋肉がないと作れません。したがって、筋トレをして筋肉をつけることも、冷え性対策には大事です。筋肉のもとはタンパク質です。食事の内容にも気をつけてください。しっかり熱を作り、暑さ寒さに応じて血管を開いたり閉じたりできる身体になることが、自律神経の働きを整えることにつながります。

当たり前のことが自律神経を整えてくれる

天気痛の根本治療には、自律神経の働きを整えることが重要で、それには生活習慣が大きく関わっています。そこで、自律神経の働きを整えるためにぜひ続けてほしい、主な生活習慣を記しておきましょう。

まず、朝食を必ず食べること。朝食には、寝ている間に下がってしまった体温を上げる働きがあります。身体にエネルギーを補給するとともに、自律神経を副交感神経から交感神経へと切り替えて、一日のリズムを作ってくれるのです。

次に、運動をすること。適しているのは、ウォーキングや軽めのランニング、水泳や水中ウォーキングです。特に水泳や水中ウォーキングは、体温よりも冷たい水の中で行いますから、自律神経を刺激して、反応を高める作用があります。

入浴も大事です。夏など、シャワーだけで済ませる人もいますが、できればお湯につかるようにします。お湯の温度は、あまり熱くない方がいいでしょう。熱いお湯に入ると交感神経が刺激されて、痛みが出てしまうことがあります。前出の若林理砂先生によれば、夏は40℃以下、冬は41℃以上がいいそうです。夏場に冷房で冷えてしまったときは、39〜40℃、そうでないときは38℃以下のお湯にゆっくりつかり、汗をたっぷりかきます。冬場は汗をかき過ぎない方がよいため、あまり長く入らないようにします。

最後が睡眠です。自律神経の働きを整えるには質のよい睡眠が欠かせませんが、質のよい睡眠には、できるだけ毎日起きる時間と寝る時間を同じにして、睡眠のリズムを作ることが大事です。

睡眠のリズムに大きく関わっているのが、脳の中の松果体というところから分泌されるホルモン、メラトニンです。メラトニンは、体内時計に働きかけることで、覚醒と睡眠を切り替えて自然な眠りを誘う作用があるため、「睡眠ホルモン」とも呼ばれています。

朝、光を浴びるとメラトニンの分泌量が減り、目が覚めると同時に体内時計がリセットされます。そして、目覚めてから14〜16時間ほど経つと体内時計からの指令が出て、再びメラトニンの分泌量が増えます。すると、脈拍や体温、血圧などが下がり始め、身体が休息に適した状態に導かれて、私たちは眠気を感じるのです。したがって、毎日一定の時間に起き、朝から光を浴びるようにすることで、同じ時間に眠れるようになり、睡眠のリズムを保つことができるようになっていくのです。

また、寝る前のパソコンやスマートフォンの使用、刺激の強いテレビ番組や映画の鑑賞、感情的な会話などは避けます。交感神経が興奮して、なかなか眠れなくなってしまうからです。カフェインやエフェドリンの入った栄養ドリンクや、コーヒー、紅茶、緑茶などは、夕方以降は飲まないようにします。代謝に時間がかかるため、寝る時間になっても交感神経を興奮させる作用が持続してしまうのです。

生活習慣の改善は、病気治療の王道です。すぐに効果が出なくても、辛抱強く続ければ、身体は必ず応えてくれます。

薬が飲めない人にも対処するために

天気痛の治療には、抗めまい薬や痛み止めなどの西洋薬と、漢方薬を併せて使います。しかし、ここで問題が一つあります。既に何種類もの薬を飲んでいる人や、妊娠中もしくは妊娠する可能性のある人など、薬を飲めない人がいるのです。そのような患者さんのために、薬の服用とは別の治療法がなにかないだろうか？　治療を続けるなかで、私はしだいにそう考えるようになりました。

たとえば、ヘッドホンや補聴器のようなもので、耳の敏感さを抑えられる機械があったらどうでしょうか？　天気が崩れるときや新幹線に乗るときなど、それをつければとても楽になるはずです。そう思って考案した装置が、実はあるのです。まだ製品化されていませんが、既に特許を出願してありますから、形にできる日もそう遠くないと思います。

既に形になったものもあります。中の気圧を微高気圧にあげるチャンバー「ＧＲＡＮ ＳＬＥＥＰ」です。また、微高気圧～１・３気圧まで上げ、高濃度の酸素で満たすことのできる「ＰｒｅｓＳｈｏｗｅｒ（プレッシャワー）」というルーム状の機械も新たに開発しました。ご存知の方もいると思いますが、このような機械は「酸素カプセル」とか「ベッカムチャンバー」などと呼ばれて市場に出回っていますし、それを使った健康サロンもあります。疲労回復や脂肪燃焼にいいとされているのです。

なぜこのような機械が出回るようになったかというと、その元には「高気圧酸素治療」という、世界的に認められていて日本でも保険適用になっている治療法があるのです。高気圧酸素治療では、カプセルの中を2気圧以上、酸素濃度１００％まで上げ、その中に1時間以上入ります。すると、通常は97％前後酸素が結合している血液中のヘモグロビンに、ほぼ１

00%酸素が結合し、さらに血液の液体成分である血漿《けつしょう》にも酸素が溶け込みます。

ヘモグロビンと結合した酸素を「結合型酸素」、血漿に溶け込んだ酸素を「溶解型酸素」と呼びますが、溶解型酸素は、結合型酸素が入り込めないごく細い血管にまで入り込んで行きます。そして、血管を拡張させたり、血管新生を促したりします。つまり、糖尿病や閉塞性動脈硬化症などさまざまな原因によって血流が不足し、低酸素状態になった末梢組織にまで酸素を供給できるのです。

また、傷の治りを早めたり、殺菌作用を増強したり、窒素や一酸化炭素などのガスを排出したりと、さまざまな働きをします。したがって保険適用される疾患も、一酸化炭素中毒、ガス壊疽《えそ》、空気塞栓や減圧症、重症のヤケドや凍傷、急性心筋梗塞、重症頭部外傷、脳血管障害、腸閉塞、骨髄炎や放射線治療による組織の壊死など、かなり広範囲にわたっています。

高気圧酸素治療の効果は、医療現場では認められているのですが、問題は機械の大きさと扱いの難しさです。酸素中毒と火災の危険性が高いのです。それに対して、いわゆる酸素カプセルはサイズも小さく扱いやすいのですが、これまでその効果が科学的に証明されておらず、使用方法や適用にも、はっきりした基準がありませんでした。

しかし、「気圧を2気圧まで上げなくても、晴天時に相当する微高気圧から1・3気圧程度で効果があるのではないか？」と考えた私は、愛知医科大学・学際的痛みセンターの牛田《うしだ》享宏《たかひろ》教授と共同で研究に取り組みました。その結果、晴天時に相当する微高気圧から1・3気圧程度の高気圧環境が、慢性痛の改善やうつなどに一定の効果のあることが明らかになったのです。

その結果を受けて、私は一般社団法人日本気圧メディカル協会を立ち上げ、高気圧高酸素療法の正しい知識についての普及活動を行っています。協会メンバーの長年の研究によって、高気圧高酸素を付加すると慢性痛、うつ、睡眠障害の改善が見られるだけでなく、運動後の筋疲労の早期回復や代謝アップによる肥満予防、美肌効果、リラクゼーション効果、抗がん作用などさまざまな効果が確認されています。

残る問題は、機器の使用方法や適用に基準がなく、事業者によって使い方がバラバラなことです。せっかく効果が科学的に証明されても、使い方が間違っていたのでは、効果が出ないどころか不測の事態を招くこともないとはいえません。

そこで当協会では、「健康気圧マスター」という資格を作って、きちんとした使用法を広めることにしました。重要なのは自分たちが開発した機器を広めることではなく、正しい使用法を広めることなのです。資格制度はまだスタートしたばかりで知名度も低いのですが、正しい使用法が広まれば、天気痛があって薬が飲めない人の、体調管理の選択肢が増えるのではないかと期待しています。

第5章——歯周病、更年期障害、脳卒中も天気の影響を受ける

1 「気象病」とは、どのような病気をさすのか？

ドイツの健康天気予報には30種もの病気・症状が

天気の影響を受ける病気や症状は、天気痛だけではありません。
心臓病や脳卒中、うつを始めとする精神疾患、喘息《ぜんそく》や自然気胸、歯周病、虫垂炎など、想像以上に多くの病気や症状が天気の影響を受けています。天気痛も含め、これら天気の影響を受ける病気や症状を総称して「気象病」と呼びます。

では、いったいどれくらいの病気や症状が、天気の影響を受けるのでしょうか？　たとえば、Donnerwetter というドイツの天気予報サイトでは、「Biowetter（健康天気予報）」として虫垂炎、気管支炎、うつ、塞栓症、てんかん、緑内障、心筋梗塞、片頭痛、肺炎、リウマチ、統合失調症、耳鳴り等々、30種類の病気や症状を取り上げています。

日本では、バイオウェザーサービス（いであ株式会社）や tenki.jp（日本気象協会）などのサイトに、健康天気予報が載っています。バイオウェザーサービスの健康&天気予報では、健康予報の個人設定のページを開くと心筋梗塞、脳出血、脳梗塞、紫外線、熱中症、うつ気分、リウマチ、小児ぜん息、手足口病、ヘルパンギーナの10項目、「生活予報」としてお肌、洗濯、快適、忘れ物、交通事故、熱帯夜、体感ストレス、冷え性の8項目が載っています。この18項目から最大3項目を選び、予報を表示することができます。

tenki.jp（http://www.tenki.jp）では指数情報のコーナーに、通年の指数として「紫外線」や「のど飴」などを、季節ごとに変わる項目として、夏ならば「汗かき」や「不快」などを、冬ならば「風邪ひき」や「からだ乾燥」などを掲載しています。

いずれもどのような基準で危険度をランクづけしているか詳細が不明ですから、信頼性については現段階では判断できませんが、ある程度の目安にはなると思います。興味のある方はご覧になってみてください。

脳卒中から歯周病まで、多種多様な「気象病」がある

気象病には、喘息や自然気胸など「大気の状態に影響を受けそうだな」とか、心臓病や脳卒中など「寒いときに発症しそうだな」とか、なんとなく想像がつくものもあります。が、その一方で、虫垂炎や歯周病のように、「なんでこれが?」と驚くようなものも含まれています。ここでは、意外なものも含めて、気象病をいくつか取り上げておきましょう。

① 虫垂炎

まずは、意外な病気から。虫垂炎（盲腸）は、晴天の日の方が重症化するとされています。これは、「天気のいい日は、重症型の虫垂炎患者が出て緊急手術が必要になり、ゴルフに行けなくなることが多い」と気づいた消化器外科医・福田稔先生が、知り合いの新潟大学医学部教授の安保徹先生に「なぜだろう？」と話したことから始まった共同研究によって、明らかになりました。

「なぜか？」をひと言で言えば、「晴れた日と天気の悪い日では、増加する白血球の種類が異なるから」です。

そもそも虫垂炎とは、なんらかの理由で虫垂にウイルスや細菌などが増殖してしまい、白血球が集まってきてそれらを攻撃し、炎症を起こした状態です。このとき、天気の悪い日すなわち低気圧のときには主に「リンパ球」という白血球が、晴れた日すなわち高気圧の日には主に「顆粒球」という白血球が、ウイルスや細菌に感染した組織を攻撃します。というのは、リンパ球は副交感神経に支配されていて、副交感神経は低気圧のとき優位に働くから。そして、顆粒球は交感神経に支配されていて、交感神経は高気圧のとき優位に働くからです。

リンパ球は攻撃能力があまり高くないのですが、顆粒球が優位の晴れた日に虫垂炎になると、どんどん炎症が進みます。リンパ球の攻撃能力が高いため、顆粒球が優位な日なら抗生剤で、俗にいう〝盲腸を散らす〟こともできるのですが、顆粒球が優位だとそうはいきません。増殖した顆粒球が感染した組織を激しく攻撃し、組織が壊死して虫垂に穴が開き、細菌が腹腔内に飛び散って重症化します。手術せざるを得ない状態になってしまうのです。

② 歯周病

歯周病は、最近注目されている病気の一つです。

歯周病が悪化すると、これまでは歯が抜けることが問題だとされてきましたが、それだけでなく、歯周病とさまざまな病気の間に相関性のあることがわかってきたからです。

たとえば糖尿病です。糖尿病では血糖値が高くなりますが、高血糖状態が続くと、免疫力が低下して感染症にかかりやすくなるといわれています。歯周病も細菌感染が原因ですから、糖尿病になると歯周病も発症しやすくなります。さらに、血液中の糖によって歯茎の血管が傷んでしまい、歯周病がどんどん悪化していきます。

と同時に、逆方向の作用も起こります。増殖した歯周病菌や炎症性物質が歯茎から血液中

図表5-1　歯周病の経過

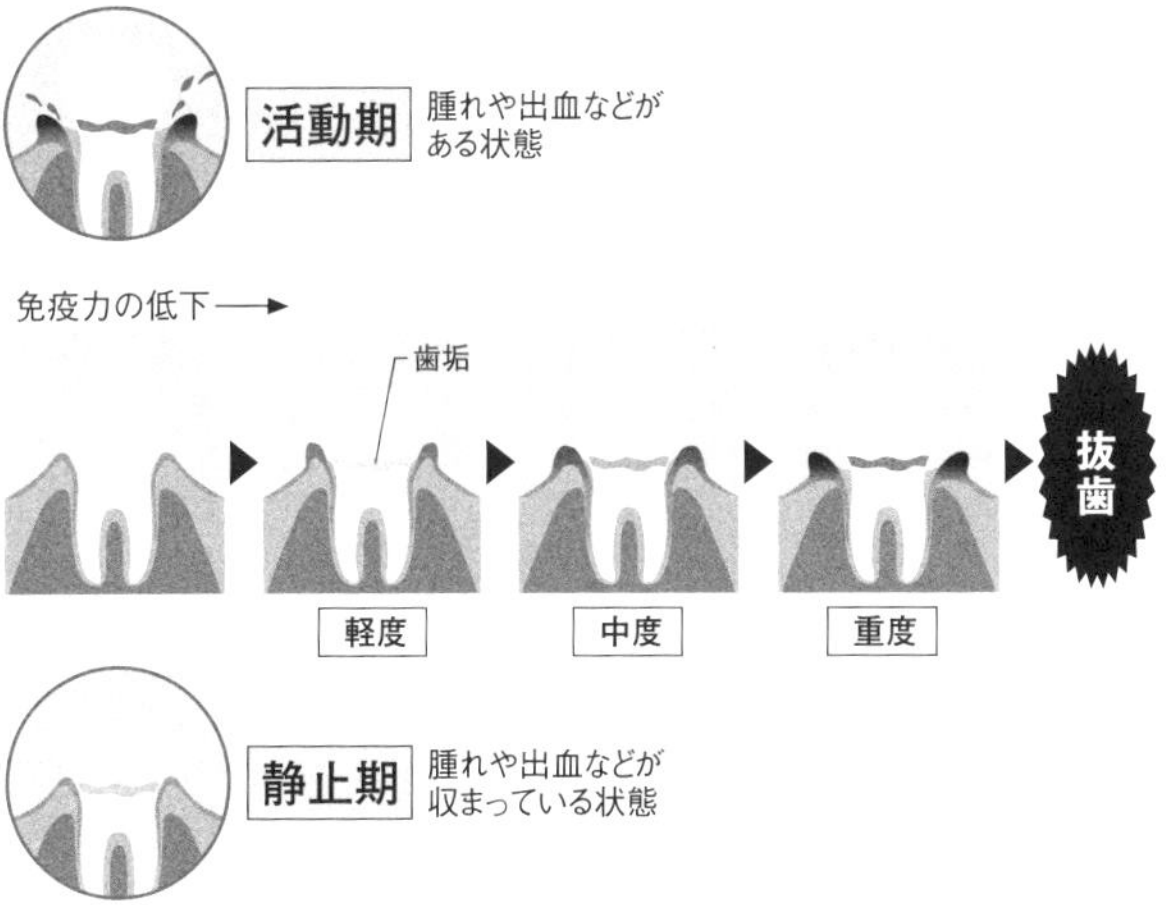

に入り、血糖をコントロールするホルモンであるインスリンの働きを妨げるのです。つまり、歯周病が糖尿病を悪化させるということ。両方の病気をともにきちんと治療しないと、相互に作用しながら悪化していってしまうのです（**図表5-1**）。

このような相関関係が、循環器系疾患、誤《ご》嚥《えん》性肺炎、関節リウマチ、糸球体腎炎、低体重児出産、細菌性心内膜炎などとの間にもあることが、近年次々とわかってきました。しかも、歯周病は静止期と活動期を繰り返しながら悪化していきますが、活動期すなわち腫れや出血などの急性化を引き起こす要因の一つに、天気があることもわかってきたのです。

それが明らかになったのは、岡山大学病院の予防歯科の研究によってでした。同病院で歯周病ケアを受けている患者さん約2万人を対象に調査をしたところ、痛みや腫れ、出血などの急性化が認められた患者さんが369名。そのうち、心身のストレス、噛《か》み合わせに影響する外傷、不十分な口腔衛生などの、原因と考えられるできごとがなにもない患者さんが153名いました。

この原因がわからない急性化と、岡山地方の気象（風速、気圧、日照時間、雨量、温度、湿度）を時系列で解析したところ、「気圧の急激な低下」「気温の急激な上昇」「強い風」の三つが、歯周病の急性化の引き金になっていることが判明したのです。しかも、急性化が起こるのは気象変化があってから1〜3日後であることもわかりました。この時間差は、歯周病菌が歯周ポケットに侵入してから、増殖して炎症を起こすまでの時間だと考えられています。

なぜ、これらの気象変化によって歯周病が急性化するかというと、おそらくは免疫力が低下するためだと考えられます。私たちの身体には、口の中にも皮膚の表面にも腸の中にも、さまざまな細菌が棲《す》んでいます。それらの細菌は、普段は身体をほかの細菌から守る役目を果たしていますが、免疫力が低下すると、一転して私たちを攻撃してきます。これを

「日和見感染《ひよりみ》」と呼びます。歯周病の急性化も、気象変化というストレスによって自律神経が乱れ、白血球がうまく働かなくなるなどして免疫力が落ち、口の中に日和見感染が起こった状態だといえるのではないでしょうか。

③　脳卒中、心臓病

脳卒中とは、脳の血管が詰まって起こる脳梗塞や、脳の血管が切れて起こる脳出血など、突然発症する脳血管の病気をさします。心臓病にはさまざまなものがありますが、気象の影響を受けるのは、主に心筋梗塞や狭心症などの虚血性心疾患です。

これら脳卒中や虚血性心疾患は、寒い季節に多いことで知られています。特に、風呂場やトイレが寒くて急激に身体が冷えることが危ないことは、ご存知の方も多いでしょう。

急激な気温低下がなぜ脳卒中や心臓病を引き起こすかというと、動脈硬化が関わっています。急に気温が下がると、私たちの身体は体温が外に逃げないように末梢の血管を収縮させるため、血圧が上がります。このとき、血管に弾力性があれば問題ないのですが、血管が硬くなっていると血圧をうまく調節することができず、血圧が一気に上がって脳卒中や心臓病を引き起こしてしまうのです。

ただし、動脈硬化や高血圧がない人でも、急激に気温が低下すると血液の粘度が上がるという報告もあります。血液の粘度が高いと、血管が収縮したときに詰まる危険性がありますから、注意が必要です。

④ 喘息

喘息は、気管支などの粘膜にリンパ球や好酸球といった白血球が集まって、慢性的に炎症が起こった状態です。そのため、ちょっとした刺激で気管支がむくみ、周囲の筋肉が収縮して、喘鳴や激しい咳、呼吸困難などの発作が起きます。子どもの喘息は、ダニ、ハウスダスト、花粉、食物などのアレルギーが原因のことがほとんどですが、大人の喘息は原因がはっきりしない場合や、運動、喫煙、ストレス、大気汚染、風邪などが原因のこともあります。

いずれにしても喘息を発症していると、気象の変化で発作が起こることがあります。たとえば、空気を吸ったときの圧力は、イコール大気圧です。したがって、気圧が変わると気道内部の空気圧も変わり、それが刺激になって発作を誘発することがあります。

また、喘息の発作は、気温の下がった日の朝3時から5時にかけてが多いとされています。この時間帯は、自律神経が副交感神経優位から交感神経優位に切り替わるタイミングであり、その上に気温の低下が加わると、大きな刺激となってしまうのです。

⑤ 自然気胸

気胸とは、なんらかの理由で肺に穴が空くか、肋骨骨折《ろっこつ》などの外傷によって胸腔内に空気が溜まって肺を圧迫した状態をさします。胸腔とは肋骨や横隔膜に囲まれた空間のことで、肋骨があるために、空気が溜まっても外に膨らむことができません。したがって、空気が胸腔内に溜まると、溜まった空気に押されて肺自体が小さくなり、胸の痛みや咳、呼吸困難などの症状が出ます。

自然気胸は、外傷など明らかな理由がなく発症する気胸で、10代後半から30代ぐらいまでの、やせた背の高い男性に多く見られます。背の高い人は低い人に比べて肺が長いため、組織が伸ばされていて薄いことに加え、肺の上部と下部とではかかる圧力が異なります。そのため、強い圧力のかかる部分で肺に穴が空いて、発症してしまうのです。

自然気胸は、もともとこのような解剖学的な特徴がある人に発症しやすいのですが、さらに近年、気圧の低い日に発症しやすいという報告が出ました。その調査研究が行われたのは日産厚生会玉川病院で、研究グループでは２００６年１月から11年12月までの６年間に、自然気胸の患者さんがどれくらい出たかを、まず調べました。すると、自然気胸を発症した人は6年間で1051人、それらの患者さんが出た日数は819日でした。それに加えて、自然気胸が発生した当日と前日の気圧を比べてみると当日の方が気圧が0・4ヘクトパスカル低いことがわかりました。一方、自然気胸が発生しなかった日では、当日は前日よりも逆に気圧が0・2ヘクトパスカル高かったのです。このことから、気圧が低下することと自然気胸が発生することには関連性があることがわかりました。

なぜ気圧の低下で自然気胸が発症するかというと、それはまだわかっていません。ただ、気圧の変化がストレスとなって交感神経が刺激されるという、一連のメカニズムが関わっている可能性があるとは思います。気圧の低さが直接肺に影響を与えたとするには、0・4ヘクトパスカルという気圧差はあまりにも微妙だからです。

⑥ 更年期障害

更年期障害は、女性ホルモンの急激な減少によって起こる、自律神経の失調状態です。女性ホルモン（エストロゲン、プロゲステロン）は、脳の視床下部から「性腺刺激ホルモン放出ホルモン」が分泌→その刺激によって脳下垂体から「卵胞刺激ホルモン」と「黄体形成ホルモン」が分泌↓これらに刺激されることで卵巣から分泌される、というのが本来の流れです。そして、卵巣から脳へのフィードバック機能によって、女性ホルモンの分泌量を調節しています。

更年期になると、卵巣の機能が低下してエストロゲンの分泌量が減ります。

そのため、卵巣からは「エストロゲンが少ないですよ」と脳にフィードバックが行き、脳は性腺刺激ホルモン放出ホルモンを分泌します。ところが、卵巣自体の機能が低下していますから、いくら指令が来てもエストロゲンの量は増えません。これを繰り返すうちに、ホルモンバランスだけでなく、自律神経のバランスも崩してしまうのです。

その結果起こるのが、たとえば更年期障害の代表的な症状の一つ、突然顔が熱くほてって汗がダラダラ出る「ホットフラッシュ」です。

これは、本来ならば寒いときに収縮し、暑いときに拡張するべき血管の働きが、自律神経の失調によってうまくいかないために生じます。同様に、動悸、息切れ、めまい、耳鳴り、頭痛、肩凝り、倦怠感、イライラ、落ち込み、不眠など、自律神経と関連するさまざまな症状が出ます。

しかもこれらの症状は、天気の変化など、外界からのストレスに左右されます。日によって出る症状が異なったり、症状の強さが違ったりするのは、自分では意識しない気圧の変化などに反応して、自律神経が妙な働き方をしているからだと考えられるのです。

⑦ そのほか

そのほかにも、うつや不安神経症、統合失調症などの精神症状や、認知症の周辺症状（徘《はい》徊《かい》、暴力・暴言、失禁など）も、気象の変化に影響されるといわれています。さらに、冬に多いインフルエンザや夏に多い熱中症、春や秋の花粉症なども、気象の影響を受けるという意味では気象病です。また、私の患者さんのなかには、天気が悪くなると身動きできないほどのだるさに襲われる人がいますが、もしかするとこの人は副腎皮質など内分泌系の活動が天気と関連しているのかもしれません。

私たち生物は、誕生したそのときから気象の影響を受けて生きています。知らず知らずのうちに気象に左右されているわけで、「調べてみたら、これも気象病だった」というものが、まだたくさんあるのかもしれないのです。

2 「天気」も含めた「環境医学」が、今後ますます重視される

暑い地域、高地に住む人たちの遺伝的形質

生物は、自分が生存する環境に適応することで、生命を維持しています。

人も例外ではなく、たとえば非常に寒い地域に住む人たちは、身体が丸くて大きく、皮下脂肪がたくさんあります。皮下脂肪がたくさんあって身体が大きいほど体内に熱を蓄えられますし、熱を外に逃がさないためには、立体のなかで表面積が最も小さい球に近い体型の方が有利だからです。これは、長い時間をかけて遺伝的に獲得した形質です。

反対に、非常に暑い地域の人たちは、身体が細くて小さく、手足が長いという特徴があります。このような体型は体重当たりの体表面積が大きいため、熱を放出するのに適しているのです。また、不思議なことに、暑い地域の人たちはあまり汗をかきません。たくさん汗をかいて身体を冷やしてもよさそうなものですが、そうではないのです。遺伝的に熱を放出しやすく熱生産量も少ない身体になることで、暑い環境に適応しているからです。

なぜそうなったのでしょうか。非常に暑い地域とは、砂漠や熱帯雨林です。砂漠では水が

なく、熱帯雨林では水があっても飲むのに適していないことがしばしばです。さらに、汗をかけば水分と同時にミネラルも失われてしまいますし、体力も低下します。そのため、あまり水を飲まなくても済む方法、汗をかく以外の方法で、暑熱環境に適応してきたと考えられるのです。

標高の高い地域に住む人たちにも、低地に住む人たちとは異なった遺伝的形質があります。たとえば、標高４０００メートルのアンデス地域に住む人たちは、血液中のヘモグロビンが多いことが知られています。これは、高地では気圧が低く空気が薄い、すなわち酸素が少ないことを補うためだと考えられています。

一方、同様に高地に住む人たちでも、チベットやエチオピアの人たちはヘモグロビンが多いわけではありません。チベットの高地に住む人たちは、血液や呼気の一酸化窒素濃度が高いことが知られています。一酸化窒素には血管を拡張させる作用があることから、血管を拡張して血流を増加させることによって、酸素不足を補っていると考えられます。エチオピアの高地に住む人たちは、ヘモグロビンが酸素と結びついた割合（酸素飽和度）が高いことが知られています。ヘモグロビンを増やすのではなく、酸素と結びつくヘモグロビンの量を増やすことで、低酸素状態に適応していると考えられるのです。

体内時計と生活時間のズレに対処する

　これらは進化の過程で遺伝的に獲得してきた形質ですが、それとは別に私たちの身体には、新しい環境に合わせて生理機能を調節し直す能力があります。たとえば、低地住民が一時的に高地に移動すると、血中のヘモグロビンが増加します。これを利用したのが、マラソン選手が行う「高地トレーニング」です。高地、すなわち低酸素環境では、血中にあって酸素を運搬するヘモグロビンと、筋肉の中に酸素を運ぶミオグロビンが増加することを利用して、低地に戻ったときの持久力アップを図るのです。

　このような、進化を伴わない適応を「順化」とも呼び、暑い環境に適応することを「暑熱順化」、寒い環境に適応することを「寒冷順化」、高い場所に適応することを「高所順化」といいます。

　環境の変化は、体内時計にも影響を及ぼします。私たちの身体には、ほぼ24時間の「サーカディアンリズム（概日リズム）」すなわち体内時計が備わっていて、「時計遺伝子」と呼ばれる遺伝子が司《つかさど》っています。

　長い間、私たち人類は自然のサイクルにしたがって生活してきたために、サーカディアンリズムが遺伝子に刻み込まれたのでしょう。ところが、文明が発達し社会が複雑になるにしたがって、まだ眠っているべき時刻なのに起きなければならないとか、眠らなければいけない時刻なのに起きている、といったことが起こってきます。体内時計と生活とにズレが生じたのです。

ただし、私たちには環境への適応能力がありますから、ある程度のズレには身体が慣れていきます。けれどもズレが適応能力を超えて大きくなると、睡眠障害や生活習慣病などを発症することがあります。

たとえば心臓病や脳卒中は、サーカディアンリズムの崩れからも生じます。サーカディアンリズムが崩れると、交感神経と副交感神経の切り替えがうまくいかなくなります。眠っている間は副交感神経が優位に働き、目覚めると交感神経優位に切り替わる、というリズムが保てなくなるのです。

その結果起こるのが睡眠障害と早朝高血圧です。本来ならば早朝は、まだ眠っているべき時刻であり、副交感神経優位で血圧が低いはずなのです。ところが、早朝であるにもかかわらず、交感神経が興奮していて血圧が高くなってしまいます。交感神経が興奮した状態とは、眠りが浅く、血糖値も高い状態です。よく眠れないために心身のダメージが回復できないだけでなく、高血圧と高血糖がずっと続けば血管の障害となり、最終的には心筋梗塞や狭心症、脳梗塞や脳出血などの発症へとつながります。

また、サーカディアンリズムは加齢とともに衰えていきます。

高齢になるとなかなか寝つけない、朝早く目が覚めるといった睡眠障害が起こりやすいのも、一つにはサーカディアンリズムの衰えが関わっていると考えられるのです。ところが、高齢になってもサーカディアンリズムがしっかり働いている人たちがいるとわかったのです。それがチベットの高地に住む人たちで、この人たちを調査したところ、70歳を超す高齢になっても、サーカディアンリズムがきちんと維持されていたのです。

チベットは、低酸素で低温の苛酷な環境です。時計遺伝子の障害となり、サーカディアンリズムが崩れてもおかしくない気がしますが、そうではありませんでした。サーカディアンリズムを壊さないで、強固に保ちながら生活することが、苛酷な環境のなかで生きるためには重要だったということなのです。

言い換えれば、苛酷な環境に適応して生きていくには、きちんとしたサーカディアンリズムがないとダメだということです。きちんとしたサーカディアンリズムがあれば、それに伴って自律神経の切り替えもきちんとできて、体温調節などもきちんとできる。循環器系や内分泌系もきちんと働く、代謝もきちんとできる、ということです。

苛酷な環境は、チベットだけではありません。大型の台風やゲリラ豪雨など、日本でも環境は苛酷になりつつあります。それを思えば、自律神経の切り替えがきちんとできるような生活習慣を身につけ、サーカディアンリズムを強固に保つことが、とても大事なのではないでしょうか。

「環境医学」が予測する、人類の近い将来とは？

気象の激化などによって環境が変わると、それに伴って私たちの健康や暮らしはどう変わっていくのでしょうか？

この問いにヒントを与えてくれるのが「環境医学」です。

環境医学とは、重力、温度、気圧など、物理的な環境の変化が人体に及ぼす影響や、それによって引き起こされる病気のメカニズムなどを研究する学問です。主に重力の影響を扱う「宇宙医学」、主に温度の影響を扱う「暑熱・寒冷医学」や「極地医学」、主に気圧の影響を扱う「高所医学」や「高圧医学」などがこの分野に含まれます。ちなみに、これらの医学を研究ジャンルとして捉える場合は「環境生理学」と呼びます。

具体的には、たとえば宇宙医学で主に扱う「微小重力環境」が人に及ぼす影響の研究は、ロコモティブシンドローム（ロコモ）の予防や治療に関わってきます。

ロコモとは、筋肉や骨、関節などの運動器に障害が起こり、「立つ」「歩く」といった運動機能が低下した状態です。第２章でご紹介した「痛みの評価尺度」に入っていることからもわかる通り、慢性痛があるとロコモが進行して日常生活に支障が生じることが多いのです。つまり、気象変化が激化して天気痛が悪化すれば、ロコモもひどくなる可能性が高いわけです。

宇宙飛行士は、宇宙ステーションに長期滞在すると、重力に逆らって身体を支える必要がないため、筋力が衰えてロコモになります。それを防ぐために、地上にいる間に思いっきり筋肉を増やしておき、宇宙に行ってからも運動することが義務づけられています。しかし、それでも数カ月後に帰ってきたときには、筋力が低下していて自力で立つことができないほどになるのです。

この問題を解決しなければ、人類がより長期間宇宙に滞在することはできません。既に始動している火星への有人飛行も不可能です。そのため各国で研究が進められていますから、解決方法が見つかるのも、そう遠くはないでしょう。私たちの研究グループも独自の視点で研究を行っています。宇宙飛行士の筋力低下を防げるようになれば、ロコモの予防や治療にも応用することができます。気象の変化が激化しても、ロコモの進行は心配しなくていいようになるかもしれません。

輻射熱から人類を守るために

暑熱・寒冷医学は、衣服や空調設備、都市計画などとも関連する幅広い学問ですが、緊急かつ身近な課題は、地球温暖化によってますます増える熱中症への対策でしょう。

熱中症は、暑さが体温調節能力を超えてしまったときに発症します。重篤な場合は回復後に後遺症が残ったり、死に至ったりすることがありますが、熱中症になりかかっていることに、自分も周囲も気づかないケースが往々にしてあることが非常に問題です。

その大きな理由として挙げられるのが、熱中症が屋外だけでなく屋内でも起こること、そして「輻射熱《ふくしゃ》」の問題です。ただ、屋内でも熱中症になることについては、テレビや新聞で繰り返し言及されたこともあって、だいぶ理解が進んできたように思います。それに対してもう一つの要因である輻射熱については、その危険性がまだあまり知られていないのではないでしょうか。

輻射熱とは、暑い空気や熱い湯などの物質から皮膚に直接伝わる「伝導熱」と違って、熱を蓄えた物質から放射される電磁波によって伝わる熱です。具体的には、熱を蓄えた道路や建物から放射される熱が問題で、子どもやペット、ベビーカーの中の赤ちゃんなどが熱中症になりやすいのは、道路から放射される輻射熱をまともに受けてしまうからです。その日の気温がさほど高くなくても、連日の暑さで道路に熱が溜まっていれば、私たちが受ける熱の総量は予想以上に大きいのです。

しかも輻射熱は、普通の温度計では計れません。ときおり、「校庭で体育の授業をしていたら、生徒が熱中症になってしまった」といったケースが報道されるのは、気温だけを見て大丈夫だと判断し、輻射熱を考慮しなかったからかもしれません。

輻射熱は、「黒球式温度計」という特殊な温度計があれば計れますし、これがあれば熱中症の危険度がかなりわかります。しかし、まったく普及していないのは、装置が大がかりで不便だからです。そこで、なんとかこれを小型化できないか、スマートフォンのように持ち歩ければ、熱中症で重篤になる人を減らせるのではないかと思い、私が取締役を務める株式会社ＳＫＭと株式会社タニタで共同開発したのが「黒球式熱中症指数計　熱中アラーム」という装置です。この装置では、気温、湿度、輻射熱を拾うことでその人が受けている熱量全体を測定し、熱中症の危険度を知らせることができます。手前味噌ですが、非常に手軽で、子どもやお年寄りにも簡単に扱えます。

現在、工事現場など屋外で作業をする人たちや、屋外で運動をする人たち、あるいは学校関係者や保護者などに、かなり普及してきました。ベビーカーやゴルフカートにつける人もいます。さらに、真夏に開催される東京オリンピックに向けて、さまざまな場所の危険度の測定にも使われています。将来的には工事現場や学校などで、ひとり一人の熱中アラームと管理者のパソコンをつなぎ、「Aさん、温度が上がってきました。休憩に入ってください」と促す、といったことができるようになると考えています。

人が住む場所も高地へと移る時代がやってくる

高所医学は、環境医学のなかでも、私が最初に興味を持ったジャンルです。そのきっかけは、世界で初めてエベレストに無酸素登頂した登山家、ラインホルト・メスナーに関する研究でした。

エベレスト山頂8848メートルでは、気圧は0・3気圧程度しかありません。ということは、酸素濃度も地上の3割です。すると、代謝が下がります。代謝、すなわち体内でエネルギーを作るには、酸素が必要だからです。一方、地上の3割程度の酸素量で作れるエネルギーは、基礎代謝量を下回ってしまいます。基礎代謝とは、生命維持のために必要なエネルギーで、なにもせずに横になっていても消費する量です。つまり、0・3気圧しかないところで、酸素吸入をせずに山に登るなどということは、できるはずのないことだったのです。

そのため、メスナーがエベレスト無酸素登頂に成功したというニュースに接したとき、生理学を知っている人はみんな非常に驚きました。そして、「この人の身体の中でなにが起こっているんだろう?」と、研究が始まりました。酸素をものすごくたくさん吸い込める人なんじゃないか、とか。ところが、いろいろ調べた結果、メスナーは身体能力が優れていただけでなく、天気が非常にいい日を選んで登頂した、ということがわかったのです。

天気がいいということは、高気圧です。気圧が高い＝空気中の酸素がほんの少し多かったということで、活動できるギリギリのラインだった。それでメスナーは登頂できたのだろうという論文を、アメリカの呼吸生理学者ジョン・B・ウエスト博士が発表しました。これが私の学生のときで、「人間って本当にギリギリのところで、ほんのちょっとの酸素濃度の違いだけで、山に登れるかどうかが決まってしまうんだ」と驚いたのが、環境医学に興味を持ったきっかけでした。

話が逸れましたが、高所医学は今後とても重要になると、私は考えています。

地球温暖化によってなにが起こるかというと、日本に関していえば「亜熱帯化」です。すでに春と秋がなくなりつつありますし、雨の降り方もスコールのようになっています。すると、それに伴って生態系が変わります。関西までしかいなかった昆虫が東北まで生息域を広げたり、北海道が米の名産地になったり、沿岸で捕れる魚の種類が変わったり、といったことは既に起こっています。

変化は緯度に対して起こるだけではありません。高度に対しても起こります。これまで平地で作っていた作物が作れなくなって、耕作地が高地に移る。暑さのあまり牛乳が出なくなって、乳製品が品薄になったことがありましたが、家畜も平地では飼育できなくなる。南極の氷が溶けて海水面が上昇し、台風が大型化して高潮も桁外れになるなど、沿岸部の危険性が高まれば、人が住む場所も高地へと移る。みんな上へ上へという時代がやってくると考えられるのです。

そこで問題になるのが、高地の環境です。気圧が低く酸素が少ないことが、人や家畜にどのような影響を与えるか。気圧が低ければ二酸化炭素の濃度も低くなりますから、それが農作物にどのような影響を与えるか。これまでは登山など特別なケースが主だった高所医学が、とてもポピュラーで重要なものになるのではないでしょうか。

平均気圧が低いほど長寿

天気痛の人に関していえば、高地への移住はプラスに働くかもしれません。高地は低地よりも気圧が低いのですが、気圧は低いから悪いというわけではなく、安定していればいいわけです。そして、気圧が低いということは、空気中に含まれる水蒸気も少なくなるため、湿度が低くさわやかです。昔から高原に保養施設や病気療養施設が多い理由の一つは、このような気候が人にとって快適だからでしょう。

実は、「長野県に長寿の人が多いのはなぜだろう。もしかしたら気候と関係があるのではないか」と思い、国内各都市の平均寿命と気圧・気温の関係を調べてみたのです。すると、緩やかではありますが、「平均気圧が低いほど長寿」という相関性がありました。高地であっても天気の変化が激しいところは多々ありますから、一概にはいえませんが、昔から保養地になっているところを選べば、天気痛が軽くなる可能性はあります。

ちなみに気温に関しては、平均気温が高いほど長寿という相関性が、女性のみありました。

私たちの身体や暮らしは、気象をはじめとする環境に大きく左右されます。今はまだ、環境の変化が私たちの適応能力の範囲内に収まっているため、その重大さをさほど切実に感じていない人が多いかもしれません。けれども、気象の激化がこのまま進めば、これまで天気痛や気象病でなかった人も、それらを発症する危険性が高まります。既に天気痛や気象病のある人は、今以上につらい状態に陥ってしまうかもしれません。高所への移住も、仮定ではなくなる日がくるでしょう。

そんな事態を防ぐには、いったいどうすればいいでしょうか?

その第一歩が、「天気のような一見自分たちの健康とはかけ離れて見えるものが、本当はすごく大きな影響を心身に及ぼしていること」に気づくことではないかと、私は思っています。そのことに、多くの人に気づいてもらえたら。そして、「人も自然の一部であり、環境の影響を受けずに暮らすことはできない」と、みんなが真剣に思うようになったら。天気痛や気象病で苦しむの人への理解が深まると同時に、さまざまな環境問題も、よい方向へと進み始めるのではないでしょうか。

おわりに

ここまで読み進めてくださったみなさん、ありがとうございました。

本書は、私がこれまで二十数年間取り組んできた、天気痛と気象病研究の集大成です。いかがだったでしょうか。

天気痛という病態がどういうものなのか、私が接してきた多くの患者さんから典型的な例をいくつか紹介させていただきました。この本を読んでみて、自分の体調が天気の影響を受けていることをなんとなく自覚していたみなさんには、自分に似た例を見つけて、やっぱりそうかと確信していただけたのではないでしょうか。また、これまで意識したことはなかったけれど、ときどき現れる「なんとなくだるい」や「めまい」がひょっとしたら天気の影響かもしれないと気づかれた方もいらっしゃるでしょう。

そのような方々はぜひ、この本で紹介した対処法を実践してみてください。また、天気や気象の影響を受けるような病気がない方々にとっても、周りにいる天気痛の方々を理解する助けになればと思います。本書では天気痛のメカニズムだけでなく、痛みの評価などについても触れました。内容が少し専門的なところもあったと思いますが、天気痛をより理解していただくために書いたつもりです。少しでもお役に立てれば光栄です。

本文でも書きましたが、痛みは複雑な感覚です。急性の痛みと慢性の痛みは多くの面で違った性質を持っています。ケガやヤケドや打撲の痛みは誰でも一度や二度は体験していて、理解されやすいものですし、痛み止めを飲んだりして1週間も我慢すれば大体の痛みはなくなります。

一方で、天気痛の元になる慢性痛は長く続くものです。自分にしかわからない痛みが繰り返し襲ってくることで、精神まで傷んでしまいます。そして残念なことに、どんな慢性痛にも効く万能な治療法は、まだ見つかっていません。

でも、そんなつらい慢性痛ですが、なんらかの方法で痛みの苦しみから解放される時間ができることで、痛みに執着せず、体を動かすこともできるようになります。そうすれば、本質的な痛み治療の効果が得られるようになることも少なくないのです。

本書で紹介した天気痛の改善法は、その意味で重要だと考えています。天気痛の症状を改善していくためには、基本的な身体作りが大切だと、患者さんにはお話ししています。たとえば、同じ気圧や温度の変化でも、体調が悪いときには天気痛の症状が重くなり、体調がよければ症状が軽くなる傾向が見られます。ということは、常に体調をできるだけよい状態に保っておく必要があるわけです。

実際に、天気痛で寝込んでしまうことの多い患者さんには医師の治療が必要ですが、起き上がることができるようになれば、そのチャンスを活かして、ストレッチをしたり軽い運動をしたりして、病気を根本的に治すように努力することができます。そのようにして基本的な身体作りをしていけば、天気痛を乗り越えられるはずです。

また、現在は天気の影響を受けるような病気がない方々にもお願いがあります。

地球上で生きていく限り、私たちは自然環境から逃げることはできません。異常気象は今後ますます厳しさを増すであろうことが、国際的にも常識となりつつあります。私たちはこの環境の変化にうまく適応していくしか道はありません。したがって、自律神経の機能を劣化させないように、快適な空間を追い求めるだけではなく、ときには身体に軽いストレスを与えること。それが将来、天気痛や気象病にならないために必要であることも覚えておいてください。

私は「天気痛」という一般にも受け入れやすい用語を作り、天気の影響を受けて痛みや体調不良になる人たちがたしかにいることを、マスメディアや著書などを通してみなさんに発信してきました。また、この病を改善するための対処法についても、いろいろな機会をいただいて、医療者だけでなく一般の方々にも紹介してきました。

ネットなどの反響を見ていると、「今まで原因がわからなかったけれど、自分も天気痛、気象病だと思う」「紹介された対処法をやってみると、天気の影響が減って体調がよくなった」など、ポジティブなコメントが多く寄せられています。私としては非常に嬉しいことですが、他方では、本当は「天気痛」ではないのに、そうだと勘違いしている人がいないか、あるいは、間違った対処法をしている人がいないか、心配になることもあります。

慢性痛の場合、治療薬が役立ったケースの中のかなりの割合は、いわゆるプラセボ効果であることが実証されています。したがって、天気痛の薬物療法、理学療法にもプラセボ効果が存在することも考慮しなければなりません。

私の外来に来てくださる患者さんに対しては、痛む部位、症状に対して最良と思われる治療法を組み合わせていけますが、そのほかの方々には、そうできないのが歯がゆいところです。その意味でも、この本をできるだけ多くの方々に手にとっていただき、天気痛への理解を深めて、この病に正しく向き合っていただければと切に願います。

私は名古屋大学に長年在籍していましたが、天気痛の研究と診療に集中しようと決意し、二〇一六年からは愛知医科大学の学際的痛みセンターに在籍して研鑽を積んでいます。これからも、天気痛のパイオニアとして研究と診療を進め、メカニズムをさらに明らかにして臨床に還元していきたいと思っています。ご支援のほど、よろしくお願いいたします。

最後になりましたが、本書の執筆にあたりご助力いただいた、佐々木とく子さんと、光文社の樋口健さんに心から感謝いたします。

佐藤　純

佐藤純．適応と健康．テキスト健康科学（改訂第２版）．南江堂，2017.

Sato J, et al. Effects of lowering barometric pressure on guarding behavior, heart rate and blood pressure in a rat model of neuropathic pain. Neurosci Lett 299 (1-2): 17-20, 2001.

Funakubo M, et al. The rate and magnitude of atmospheric pressure change that aggravate pain-related behavior of nerve injured rats. Int J Biometeorol 55(3): 319-26, 2011.

Sato J, et al. Effects of lowering ambient temperature on pain-related behaviors in a rat model of neuropathic pain. Exp Brain Res 133: 442-9, 2000.

Sato J, Perl ER. Adrenergic excitation of cutaneous pain receptors induced by peripheral nerve injury. Science 251: 1608-10, 1991.

佐藤純．天気痛における自律神経の関わり．自律神経 52(3)：221-3, 2015.

Jin Y, et al. Changes in cardiovascular parameters and plasma norepinephrine level in rats after chronic constriction injury on the sciatic nerve. Pain 135: 221-31, 2008.

Funakubo M, et al. The inner ear is involved in the aggravation of nociceptive behavior induced by lowering barometric pressure of nerve injured rats. Eur J Pain 14(1): 32-9, 2010.

Funakubo M, Sato J, Mizumura K. Existence of the neurons responding to barometric pressure decrease in the vestibular nuclei of rats. Abstract of The 36th International Congress of Physiological Sciences 2009.

Caterina MJ, et al. The capsaicin receptor: a heat-activated ion channel in the pain pathway. Nature 389(6653): 816-24, 1997.

Tominaga M, et al. The cloned capsaicin receptor integrates multiple pain-producing stimuli. Neuron 21(3): 531-43, 1998.

Caterina MJ, et al. Impaired nociception and pain sensation in mice lacking the capsaicin receptor. Science 288: 306-13, 2000.

青野修一，櫻井博紀，佐藤純．温度不耐性と慢性痛．日本生気象学会雑誌 51(1)：3-7, 2014.

Schmidt W, et al. The Weather and Ménière's Disease: A Longitudinal Analysis in the UK. Otol Neurotol 38(2): 225-33, 2017.

若林理砂．その痛みやめまい、お天気のせいです．健康人新書　廣済堂出版，2016.

Honma K, et al. Light and plasma melatonin rhythm in humans. Biol Signals 6(4-6): 307-12, 1997.

Fukuda M, et al. Granulocytosis induces by increasing sympathetic nerve activity contributes to the incidence of acute appendicitis. Biomed Res 17(2): 171-81, 1996.

Takeuchi N, et al. Relationship between acute phase of chronic periodontitis and meteorological factors in the maintenance phase of periodontal treatment: A pilot study. Int J Environ Res Public Health 12(8):9119-30, 2015.

Haga T, et al. Influence of weather conditions on the onset of primary spontaneous pneumothorax: positive association with decreased atmospheric pressure. Ann Thorac Cardiovasc Surg 19(3): 212-5, 2013.

福永篤志．その症状は天気のせいかもしれません．医道の日本社，2015.

West JB. Respiratory and circulatory control at high altitudes. J Exp Biol. 100: 147-157, 1982.

佐藤純．天気痛を治せば頭痛、めまい、ストレスがなくなる！　扶桑社，2015.

参考文献

Inoue S, et al. Chronic pain in the Japanese community—Prevalence, characteristics and impact on quality of life. PLoS One 2015; 10(6):e0129262. doi: 10.1371/journal.pone.0129262.

国際頭痛分類第 3 版 beta 版（ICHD-3 β）日本語版　日本頭痛学会・国際頭痛分類委員会訳，医学書院，東京，2015.

Messlinger K, et al. Increases in neuronal activity in rat spinal trigeminal nucleus following changes in barometric pressure-relevance for weather-associated headaches? Headache 50: 1449-63, 2010.

Terao C, et al. Inverse association between air pressure and rheumatoid arthritis synovitis. PLoS One 2014; 9(1):e85376. doi: 10.1371/journal.pone.0085376.

Fors EA, Sexton H. Weather and the pain in fibromyalgia: are they related? Ann Rheum Dis 61(3): 247-50, 2002.

Patberg WR. Effect of weather on daily pain score in rheumatoid arthritis. Lancet 2(8555): 386-7, 1987.

Hollander JL. Environment and musculoskeletal diseases. Arch Environ Health 6：527-36, 1963.

Okuma H, Okuma Y, Kitagawa Y. Examination of fluctuations in atmospheric pressure related to migraine. Springerplus. 2015; 4: 790.

Jamison RN, Anderson KO, Slater MA. Weather changes and pain: perceived influence of local climate on pain complaint in chronic pain patients. Pain 61(2): 309-15, 1995.

Timmermans EJ, et al. The influence of weather conditions on joint pain in older people with osteoarthritis: Results from the European project on OSteoArthritis. J Rheumatol 42(10): 1885-92, 2015.

Cooke LJ, Rose MS, Becker WJ. Chinook winds and migraine headache. Neurology 54(2): 302-7, 2000.

Pain terms: a list with definitions and notes on usage. Recommended by the IASP Subcommittee on Taxonomy. Pain 6(3): 249, 1979.

Wall PD. The prevention of postoperative pain. Pain 33(3): 289-90, 1988.

Watabe AM, et al. Synaptic potentiation in the nociceptive amygdala following fear learning in mice. Mol Brain 6: 11, 2013.

Basbaum AI, Fields HL. The origin of descending pathways in the dorsolateral funiculus of the spinal cord of the cat and rat: further studies on the anatomy of pain modulation. J Comp Neurol 187(3): 513-31, 1979.

Sato J. Weather change and pain: a behavioral animal study of the influences of simulated meteorological changes on chronic pain. Int J Biometeorol 47(2): 55-61, 2003.

Sato J, et al. Artificially produced meteorological changes aggravate pain in adjuvant-induced arthritic rats. Neurosci Lett 354: 46-9, 2004.

Sato J, et al. Lowering barometric pressure aggravates mechanical allodynia and hyperalgesia in a rat model of neuropathic pain. Neurosci Lett 266: 21-4, 1999.

Mizoguchi H, et al. Lowering barometric pressure aggravates depression-like behavior in rats. Behav Brain Res 218(1): 190-3, 2011.

佐藤 純 , 溝口博之 , 深谷佳乃子 . 天候変化と気分障害 . 日本生気象学会雑誌 48(1): 3-7, 2011.

佐藤 純 . 天気変化と痛み . Anesthesia Network 15(1): 32-34, 2011.

構成／佐々木とく子
イラスト／まるはま
図版作成／デザイン・プレイス・デマンド

佐藤純（さとうじゅん）

医師・医学博士。名古屋大学教授を経て、中部大学教授、愛知医科大学医学部・客員教授。2005年より同大学病院・痛みセンターにて日本で唯一の「天気痛外来」を開設。天気痛研究・診療の第一人者として、NHK「ためしてガッテン」「あさイチ」、日本テレビ「世界一受けたい授業」などテレビでも活躍中。著書に『天気痛を治せば、頭痛、めまい、ストレスがなくなる！』（扶桑社）などがある。

天気痛《てんきつう》　つらい痛《いた》み・不安《ふあん》の原因《げんいん》と治療《ちりょう》方法《ほうほう》

2017年5月20日初版1刷発行
2020年8月15日　2刷発行

著　者 ── 佐藤純
発行者 ── 田邉浩司
装　幀 ── アラン・チャン
印刷所 ── 堀内印刷
製本所 ── 榎本製本
発行所 ── 株式会社光文社
東京都文京区音羽1-16-6(〒112-8011)
https://www.kobunsha.com/
電　話 ── 編集部03(5395)8289　書籍販売部03(5395)8116
業務部03(5395)8125
メール ── sinsyo@kobunsha.com

 ISBN 978-4-334-03990-5

光文社新書

881
資生堂　ヒットを導く需要予測
品切れ・過剰在庫を防ぐには？

山口雄大

消費者の「ほしい」を予測し、適切な量と頃合いでの商品供給を可能にする、製造業には欠かせない「需要予測」。大手化粧品会社・資生堂の現役予測担当者がその技術を伝授する。

978-4-334-03987-5

882
ドキュメント　金融庁 vs. 地銀
生き残る銀行はどこか

読売新聞東京本社経済部

「空前の再編ラッシュ」を迎える地方銀行と、改革が進む金融庁。〝稼げない〟時代に、地方銀行や金融機関が生き残るには？　丹念な取材から浮かび上がった、金融界の現状と未来。

978-4-334-03988-2

883
バッタを倒しにアフリカへ

前野 ウルド 浩太郎

バッタ大発生による農業被害を食い止めるため、ファーブルのような昆虫学者になるため、バッタ博士は単身、モーリタニアへと旅立った。が、それは修羅への道だった……。

978-4-334-03989-9

884
天気痛
つらい痛み・不安の原因と治療方法

佐藤純

雨が降る前に、古傷が痛む。台風が来ると、頭痛がひどい。日本人1000万人が苦しむ「天気痛」。気圧の変化によって生まれるその病態の原因と対処法を、第一人者が解き明かす。

978-4-334-03990-5

885
効かない健康食品　危ない自然・天然

松永和紀

2兆円市場の健康食品に、どこまで科学的根拠があるのか。セレブ御用達のダイエット方法は？　水素水は？　「食のフェイクニュース」に警鐘を鳴らすジャーナリストが暴く「食の真実」。

978-4-334-03991-2